Souffrez-vous de

l'Apnée du Sommeil ?

Le Guide complet

Pour des nuits réparatrices

LÉONARD HEALWISE

Table des matières

« *L'apnée du sommeil est un trouble dans lequel la respiration s'interrompt ou devient superficielle de manière répétée pendant le sommeil, entraînant des pauses respiratoires et souvent perturbant la qualité du repos.* »

Introduction :

L'importance du sommeil pour la santé.

Le sommeil, souvent évoqué comme le pilier fondamental de la santé, est bien plus qu'une simple pause nocturne. C'est le moment où notre corps, tel un orchestre silencieux, harmonise ses différentes fonctions, répare ce qui est endommagé et recharge ses batteries. Chaque cycle de sommeil, avec ses phases distinctes, joue un rôle unique dans le maintien de notre bien-être physique et mental.

Imaginez le sommeil comme le gardien silencieux de notre santé. Durant ces précieuses heures, notre cerveau trie et stocke les informations de la journée, favorisant ainsi la mémoire et la concentration. Simultanément, notre système immunitaire, tel un chevalier vigilant, utilise ce temps pour combattre les envahisseurs indésirables, renforçant ainsi nos défenses contre les maladies.

Mais le sommeil ne se contente pas de nourrir notre esprit et de protéger notre corps. Il régule également nos émotions, nous aidant à aborder chaque nouvelle journée avec une humeur équilibrée et un esprit clair. Sans un sommeil suffisant et réparateur, nous pourrions nous retrouver emportés dans le tumulte d'émotions contradictoires, ressentant la fatigue, l'irritabilité et même la dépression.

De plus, pendant que nous sommes plongés dans le monde des rêves, nos organes internes, comme le cœur et les poumons, bénéficient d'un repos bien mérité, régulant ainsi la pression artérielle et la glycémie. Les tissus se réparent, les muscles se reconstruisent et les hormones sont sécrétées en quantités optimales, assurant une croissance et un développement sains.

En résumé, négliger le sommeil, c'est comme ignorer le maître d'orchestre d'un grand symphonique : sans lui, tout devient discordant. Le sommeil n'est pas seulement une nécessité, mais un rituel sacré qui assure l'harmonie et l'équilibre dans chaque facette de notre être. Chérir et respecter ces heures de repos, c'est honorer la santé et le bien-être qui nous sont si chers.

Brève présentation de l'apnée du sommeil.

L'apnée du sommeil est un trouble où la respiration s'interrompt ou ralentit de façon récurrente pendant le sommeil. Ces interruptions, appelées "apnées", peuvent durer de quelques secondes à plusieurs minutes et se produire de nombreuses fois au cours d'une nuit. Souvent associée à des ronflements sonores, cette affection peut entraîner une somnolence diurne, une fatigue chronique et d'autres complications si elle n'est pas traitée. Elle est généralement causée par un relâchement temporaire des muscles de la gorge, empêchant l'air de circuler librement vers les poumons.

Objectif du livre.

L'objectif de ce livre est de fournir une compréhension complète et accessible de l'apnée du sommeil. Il vise à éduquer le lecteur sur les causes, les symptômes et les traitements de ce trouble, tout en offrant des conseils pratiques pour améliorer la qualité du sommeil et, par extension, la qualité de vie. En démystifiant l'apnée du sommeil et en présentant des solutions basées sur des preuves scientifiques, ce livre aspire à être une ressource précieuse pour ceux qui en souffrent, ainsi que pour leurs proches, les aidant à aborder cette condition avec confiance et espoir.

Chapitre 1 :
LE SOMMEIL ET SES MYSTÈRES

Le cycle du sommeil :
phases et particularités.

Le sommeil n'est pas un état uniforme. En réalité, il est constitué de plusieurs phases qui se succèdent et se répètent au cours d'une nuit. Chaque phase possède ses particularités, jouant un rôle distinct dans le processus de régénération et de récupération.

1. Sommeil léger (stades 1 et 2 de NREM)
   - **Stade 1 :** C'est la phase de transition entre l'éveil et le sommeil. Elle dure seulement quelques minutes. Durant cette période, le cœur ralentit, les muscles se détendent et l'activité cérébrale diminue. C'est le moment où l'on peut ressentir des sursauts musculaires, appelés myoclonies.
   - **Stade 2 :** Cette phase constitue environ 50 % du temps de sommeil total. Bien que toujours considéré comme un sommeil léger, le stade 2 présente une diminution supplémentaire de l'activité cérébrale, entrecoupée de brèves rafales appelées "spindles".
2. Sommeil profond (stades 3 et 4 de NREM)
   - **Stade 3 et 4 :** C'est le sommeil le plus réparateur. Durant cette phase, l'activité cérébrale ralentit encore davantage, produisant ce que l'on appelle des ondes delta. Le corps se régénère, renforce le système immunitaire, répare les tissus et les muscles, et construit de l'énergie pour le lendemain.
3. Sommeil paradoxal (REM : Rapid Eye Movement)
   - Cette phase est souvent associée au rêve. Elle se caractérise par un mouvement rapide des yeux, une

paralysie temporaire des muscles pour éviter d'agir physiquement pendant les rêves, et une augmentation de l'activité cérébrale, similaire à celle observée lors de l'éveil. Le sommeil REM est crucial pour le traitement des émotions, la consolidation de la mémoire et la créativité.

Au cours d'une nuit typique, une personne traverse ces phases plusieurs fois en suivant un cycle, en commençant par le sommeil léger, progressant vers le sommeil profond, puis culminant dans la phase REM, avant de recommencer. Un cycle complet dure généralement 90 minutes, et une nuit de sommeil typique comprend 4 à 6 cycles.

En comprenant le cycle du sommeil et ses différentes phases, on peut mieux appréhender l'importance de chaque étape pour notre bien-être général et reconnaître les éventuels troubles qui peuvent perturber ce processus naturel.

Pourquoi dormons-nous ? La fonction réparatrice.

Dormir, une activité qui occupe près d'un tiers de notre existence, peut sembler à première vue comme une perte de temps. Pourtant, la nature, dans sa sagesse infinie, n'a pas instauré le sommeil sans raison. Si dormir était simplement un luxe, l'évolution aurait probablement éliminé cette "vulnérabilité". Au contraire, le sommeil est essentiel, et sa fonction réparatrice est au cœur de cette nécessité.

La magie réparatrice du sommeil
Lorsque nous nous plongeons dans les bras de Morphée, notre corps ne se contente pas de "s'éteindre". Au contraire, c'est un moment d'effervescence interne, où de

nombreux processus se mettent en place pour réparer, régénérer et renforcer notre organisme.

- **Régénération cellulaire :** Au cours du sommeil profond, notamment pendant les phases de sommeil non paradoxal, la production de protéines augmente. Ces protéines sont les briques fondamentales de nos cellules. Elles participent à la réparation des dommages causés par le stress et les radicaux libres durant la journée. Que ce soit pour la peau, les muscles ou les organes internes, le sommeil favorise une régénération active.
- **Renforcement du système immunitaire :** Dormir suffisamment permet à notre système immunitaire de produire des cytokines, des protéines essentielles pour combattre les infections, l'inflammation et le stress. Ainsi, un sommeil de qualité renforce nos défenses naturelles contre les maladies.
- **Consolidation de la mémoire :** Durant la phase REM, notre cerveau s'active pour trier, organiser et stocker les informations acquises pendant la journée. C'est comme si, chaque nuit, notre esprit effectuait une mise à jour, consolidant nos souvenirs et nos apprentissages.
- **Équilibre hormonal :** Le sommeil régule la sécrétion de nombreuses hormones. Par exemple, la croissance est stimulée par l'hormone de croissance, majoritairement sécrétée durant le sommeil profond. De plus, le sommeil aide à réguler les hormones liées à l'appétit, au stress et à la reproduction.
- **Détoxification cérébrale :** Récemment, des recherches ont mis en évidence le rôle du système glymphatique du cerveau, qui s'active principalement pendant le sommeil. Il permet d'éliminer les déchets et les toxines accumulés dans le cerveau pendant l'éveil, favorisant ainsi la santé cognitive.

En somme, dormir n'est pas un simple repos. C'est un travail méticuleux, orchestré par notre organisme, pour s'assurer que nous soyons à notre meilleur, jour après jour. La fonction réparatrice du sommeil est la garantie que, chaque matin, nous nous réveillons non seulement rafraîchis, mais aussi renouvelés, prêts à affronter un nouveau jour avec vigueur et vitalité.

Les signes d'un sommeil perturbé.

Le sommeil, dans son idéal, devrait être une période de repos ininterrompu qui nous revitalise pour le jour à venir. Cependant, divers facteurs, qu'ils soient internes ou externes, peuvent perturber cette quiétude. Identifier un sommeil perturbé est la première étape pour remédier à cette situation. Voici les signes courants qui indiquent que tout ne se passe pas comme prévu pendant nos heures de repos :

- **Réveils fréquents pendant la nuit :** Se réveiller une ou deux fois peut être normal, surtout si on a bu beaucoup de liquides avant le coucher, mais se réveiller constamment est un signe de sommeil perturbé.
- **Difficulté à s'endormir :** Tourner et retourner dans le lit pendant des heures, l'esprit en ébullition, est un signe manifeste d'insomnie.
- **Fatigue diurne :** Si après une nuit de sommeil, on se sent toujours fatigué, c'est souvent le signe que le sommeil n'a pas été réparateur.
- **Ronflements sonores :** Bien que le ronflement puisse être courant pour certaines personnes, des ronflements forts et chroniques peuvent être le signe d'un problème plus grave, comme l'apnée du sommeil.

- **Respiration irrégulière ou pauses respiratoires :** De brefs arrêts de respiration suivis de ronflements soudains ou d'étouffements peuvent indiquer une apnée du sommeil.
- **Cauchemars fréquents ou terreur nocturne :** Tout le monde peut faire un cauchemar de temps en temps, mais s'ils deviennent fréquents ou particulièrement perturbants, cela pourrait signaler un problème.
- **Somnolence pendant la journée :** Avoir envie de faire une sieste après le déjeuner peut être normal, mais si la somnolence vous submerge régulièrement pendant la journée, cela pourrait être le signe d'un sommeil perturbé la nuit précédente.
- **Mouvements fréquents des jambes :** Si vous ou votre partenaire remarquez que vos jambes bougent souvent pendant la nuit, cela pourrait être le signe du syndrome des jambes sans repos.
- **Réveil précoce :** Se réveiller bien avant son alarme, surtout si c'est de manière récurrente, peut indiquer un trouble du sommeil.
- **Difficulté à se concentrer ou troubles de la mémoire :** Un manque de sommeil de qualité peut avoir des répercussions sur les fonctions cognitives.
- **Humeur changeante :** L'irritabilité, la dépression ou les sautes d'humeur peuvent être exacerbées par un sommeil insuffisant.

Il est essentiel de noter que tout le monde peut éprouver l'un ou plusieurs de ces signes de temps à autre. Cependant, si ces symptômes deviennent chroniques ou interfèrent considérablement avec la vie quotidienne, il serait judicieux de consulter un professionnel de la santé ou un spécialiste du sommeil pour explorer les causes sous-jacentes et trouver des solutions.

Chapitre 2 :
L'APNÉE DU SOMMEIL DÉMYSTIFIÉE

Qu'est-ce que l'apnée du sommeil ?

L'apnée du sommeil est un trouble caractérisé par des interruptions répétées de la respiration pendant le sommeil. Ces pauses peuvent durer de quelques secondes à plusieurs minutes et peuvent survenir plusieurs dizaines de fois, voire plusieurs centaines de fois, en une seule nuit. L'apnée du sommeil peut perturber gravement la qualité du sommeil, entraînant une fatigue diurne, une baisse de concentration et d'autres complications plus sérieuses pour la santé. Il existe trois types principaux d'apnée du sommeil :

- **Apnée obstructive du sommeil (AOS)** : C'est le type le plus courant d'apnée du sommeil. Il se produit lorsque les muscles de la gorge se relâchent excessivement pendant le sommeil, entraînant un rétrécissement ou une obstruction des voies respiratoires. La respiration devient alors difficile et peut s'arrêter complètement. Le cerveau détecte cette interruption et réveille brièvement la personne pour rétablir la respiration. Ces micro-réveils sont souvent si brefs que la personne ne s'en souvient généralement pas, mais ils perturbent la qualité du sommeil.
- **Apnée centrale du sommeil (ACS)** : Plus rare que l'AOS, l'ACS est causée par un dysfonctionnement au niveau du cerveau. Dans ce cas, le cerveau ne parvient pas à transmettre correctement les signaux aux muscles responsables de la respiration. Il ne s'agit donc pas d'une obstruction physique, mais

d'un problème de communication entre le cerveau et les muscles respiratoires.

- **Apnée mixte ou complexe du sommeil** : C'est une combinaison des deux types précédents. Elle débute généralement comme une apnée centrale et évolue vers une apnée obstructive.

Symptômes courants de l'apnée du sommeil :
- Ronflements forts et chroniques
- Pauses respiratoires observées par une autre personne
- Étouffements ou halètements pendant le sommeil
- Somnolence diurne excessive
- Difficulté à se concentrer pendant la journée
- Irritabilité, dépression ou changements d'humeur
- Maux de tête matinaux
- Insomnies ou réveils nocturnes
- Bouche sèche ou maux de gorge au réveil

Il est essentiel de consulter un professionnel de la santé si l'on suspecte souffrir d'apnée du sommeil, car non traitée, cette affection peut entraîner des complications cardiovasculaires, des troubles de l'humeur, une hypertension, et d'autres problèmes de santé graves.

Causes et facteurs de risque.

L'apnée du sommeil est un trouble complexe dont les causes peuvent varier en fonction des types d'apnée. Cependant, certains facteurs de risque sont communs à la plupart des formes d'apnée du sommeil. Voici un aperçu des causes et des principaux facteurs de risque associés à cette affection :

Causes de l'apnée du sommeil :

- **Relâchement musculaire excessif** : Durant le sommeil, les muscles de la gorge se relâchent. Dans l'apnée obstructive du sommeil (AOS), ces muscles peuvent se relâcher de manière excessive, provoquant un rétrécissement ou une obstruction des voies respiratoires.
- **Dysfonctionnement cérébral** : Dans le cas de l'apnée centrale du sommeil (ACS), le cerveau ne transmet pas correctement les signaux aux muscles de la respiration. Cette absence de signal cause une pause dans la respiration.

Facteurs de risque pour l'apnée du sommeil :

- **Excès de poids** : L'obésité augmente considérablement le risque d'apnée du sommeil. La graisse accumulée autour des voies respiratoires peut obstruer la respiration.
- **Constitution des voies respiratoires** : Avoir un cou épais ou une étroitesse naturelle du palais ou de la gorge peut réduire la taille des voies respiratoires, augmentant le risque d'obstruction.
- **Taille des amygdales ou des végétations adénoïdes** : Ces tissus, s'ils sont volumineux, peuvent bloquer les voies respiratoires, en particulier chez les enfants.
- **Genre** : Les hommes sont plus susceptibles de souffrir d'apnée du sommeil que les femmes. Cependant, le risque pour les femmes augmente s'ils sont en surpoids, et il semble aussi s'accroître après la ménopause.
- **Âge** : L'apnée du sommeil est plus fréquente chez les adultes d'âge moyen et les personnes âgées, bien qu'elle puisse toucher des personnes de tout âge.
- **Facteurs familiaux** : Avoir des antécédents familiaux d'apnée du sommeil peut augmenter le risque.

- **Consommation d'alcool ou de sédatifs** : Ces substances relâchent les muscles de la gorge, augmentant le risque d'apnée du sommeil.
- **Tabagisme** : Les fumeurs ont un risque plus élevé de développer une apnée du sommeil que les non-fumeurs. Fumer peut augmenter l'inflammation et la rétention d'eau dans les voies respiratoires.
- **Congestion nasale** : Si on a du mal à respirer par le nez à cause d'une anomalie anatomique ou d'allergies, on risque davantage d'avoir une apnée obstructive du sommeil.
- **Affections médicales** : La congestion cardiaque, l'hypertension, et le syndrome des ovaires polykystiques peuvent augmenter le risque d'apnée obstructive du sommeil. Les personnes atteintes d'acromégalie, de maladies thyroïdiennes ou d'une tumeur peuvent également être plus à risque.
- **Antécédents de AVC ou de défaillance cardiaque** : Ces conditions peuvent augmenter le risque d'apnée centrale du sommeil.

Reconnaître ces facteurs de risque est une première étape importante pour comprendre et traiter l'apnée du sommeil. Si vous ou quelqu'un que vous connaissez présente plusieurs de ces facteurs, il serait judicieux de consulter un spécialiste du sommeil pour un dépistage.

Les conséquences sur la santé et le bien-être.

L'apnée du sommeil, si elle n'est pas traitée, peut avoir des conséquences notables sur la santé physique et mentale d'une personne, affectant ainsi son bien-être général. Ces conséquences peuvent varier de la simple gêne quotidienne à des complications potentiellement mortelles.

Voici un aperçu des effets de l'apnée du sommeil sur la santé et le bien-être :

- **Fatigue diurne et somnolence** : Les interruptions fréquentes du sommeil dues aux épisodes d'apnée entraînent souvent une fatigue diurne excessive. Cela peut réduire la capacité de concentration, augmenter le risque d'accidents (comme les accidents de voiture) et diminuer la qualité de vie globale.
- **Troubles cardiaques et hypertension** : Les épisodes répétés d'apnée peuvent entraîner une augmentation de la pression artérielle et élargir les chances de développer des troubles cardiaques. Il existe également un risque accru d'accident vasculaire cérébral.
- **Diabète de type 2** : Les personnes atteintes d'apnée du sommeil ont une probabilité accrue de développer une résistance à l'insuline, ce qui augmente le risque de diabète de type 2.
- **Complications liées aux médicaments et à la chirurgie** : Les personnes atteintes d'apnée du sommeil peuvent faire face à des complications lorsqu'elles sont sous sédatifs ou anesthésiés pour une chirurgie.
- **Problèmes hépatiques** : Les personnes atteintes d'apnée du sommeil peuvent présenter des signes de lésions hépatiques, qui peuvent évoluer vers une fibrose ou une cicatrisation du foie.
- **Troubles de l'humeur** : La fatigue chronique et le manque de sommeil réparateur peuvent contribuer à des troubles tels que la dépression, l'irritabilité et le manque de motivation.
- **Baisse de la libido** : Un sommeil perturbé, ainsi que les modifications hormonales qui peuvent survenir avec l'apnée du sommeil, peuvent conduire à une baisse de la libido.

- **Problèmes de mémoire et de concentration** : La perturbation constante du sommeil profond, essentiel pour la consolidation de la mémoire, peut affecter la capacité de mémorisation et de concentration.
- **Système immunitaire affaibli** : Le manque de sommeil peut affecter la capacité du corps à combattre les infections, rendant une personne plus susceptible aux maladies courantes comme le rhume et la grippe.
- **Gain de poids** : L'apnée du sommeil peut perturber les hormones qui régulent l'appétit, ce qui peut entraîner une prise de poids, créant ainsi un cercle vicieux, car l'obésité est également un facteur de risque pour l'apnée du sommeil.
- **Maux de tête matinaux** : Les personnes atteintes d'apnée du sommeil se plaignent souvent de maux de tête au réveil, causés par des niveaux réduits d'oxygène ou des dilatations des vaisseaux sanguins durant les épisodes d'apnée.

L'apnée du sommeil, si elle n'est pas traitée, peut perturber de nombreux aspects de la vie quotidienne et augmenter le risque de conditions médicales graves. C'est pourquoi il est crucial de reconnaître les symptômes et de chercher un traitement approprié.

Chapitre 3 :
SYMPTÔMES ET SIGNES RÉVÉLATEURS

Symptômes nocturnes : de l'insomnie aux cauchemars.

L'apnée du sommeil est une affection qui interfère principalement avec le sommeil, générant ainsi une gamme de symptômes nocturnes. Ces symptômes peuvent varier considérablement d'une personne à l'autre en fonction de la sévérité du trouble et de la présence éventuelle d'autres conditions médicales. Examinons de plus près certains des symptômes nocturnes associés à l'apnée du sommeil :

- **Ronflements forts et persistants** : Les ronflements, bien qu'ils ne soient pas exclusifs à l'apnée du sommeil, sont souvent l'un des premiers signes remarqués. Ces ronflements sont généralement plus forts que les ronflements habituels et peuvent être entrecoupés de pauses silencieuses dues aux épisodes d'apnée.
- **Pauses respiratoires** : Ce sont de courtes interruptions de la respiration qui peuvent durer quelques secondes à plusieurs minutes. Ces pauses sont souvent suivies d'un halètement, d'un étouffement ou d'un sursaut, alors que la personne tente de reprendre son souffle.
- **Insomnie** : Les personnes atteintes d'apnée du sommeil peuvent avoir des difficultés à s'endormir ou à rester endormies en raison des interruptions constantes de leur respiration.
- **Nycturie** : Il s'agit de se réveiller fréquemment pendant la nuit pour uriner. Bien que cela puisse être

le signe d'autres affections, cela peut également résulter des éveils répétés causés par l'apnée.

- **Assèchement ou douleur de la gorge au réveil** : L'effort pour respirer peut provoquer une bouche sèche ou une sensation de douleur dans la gorge au réveil.
- **Transpiration nocturne** : L'effort pour reprendre son souffle peut entraîner une transpiration excessive pendant la nuit.
- **Réveils avec sensation d'étouffement ou de suffocation** : La personne peut se réveiller en sentant qu'elle ne peut pas respirer, ce qui peut être une expérience très anxiogène.
- **Cauchemars fréquents** : Les interruptions constantes du cycle du sommeil peuvent parfois provoquer des rêves ou des cauchemars inhabituels ou plus fréquents.
- **Mouvements corporels fréquents** : L'agitation ou le fait de bouger fréquemment pendant le sommeil peut être une réponse aux interruptions de la respiration.

Ces symptômes nocturnes peuvent avoir un impact significatif sur la qualité du sommeil d'une personne, ce qui, à son tour, affecte sa qualité de vie pendant la journée. Identifier et comprendre ces symptômes est essentiel pour obtenir le bon diagnostic et le traitement approprié. Si vous ou quelqu'un que vous connaissez présentez ces symptômes, il est recommandé de consulter un spécialiste du sommeil.

Manifestations diurnes : la fatigue, l'irritabilité, et au-delà.

L'apnée du sommeil n'affecte pas seulement la nuit de ceux qui en souffrent. Ses conséquences se prolongent également pendant la journée, affectant la vie quotidienne, les activités professionnelles et les relations sociales. Les manifestations diurnes de l'apnée du sommeil peuvent être tout aussi perturbantes, sinon plus, que les symptômes nocturnes.

- **Fatigue chronique** : L'une des plaintes les plus courantes des personnes atteintes d'apnée du sommeil est la fatigue persistante. En dépit d'une nuit apparemment complète, le sommeil est interrompu si fréquemment qu'il ne repose pas suffisamment.
- **Somnolence diurne excessive** : Cette fatigue peut se manifester par une somnolence irrésistible pendant la journée. Certaines personnes peuvent même s'endormir brièvement pendant des activités courantes, comme lire, regarder la télévision ou, de manière plus inquiétante, conduire.
- **Troubles de la concentration et de la mémoire** : La privation de sommeil affecte la fonction cognitive, ce qui peut entraîner des difficultés à se concentrer, des oublis fréquents, et des problèmes à accomplir des tâches nécessitant une attention soutenue.
- **Irritabilité et sautes d'humeur** : La fatigue et le manque de sommeil peuvent rendre une personne plus susceptible à l'irritabilité, aux sautes d'humeur et à la frustration.
- **Dépression** : Il existe une relation bidirectionnelle entre l'apnée du sommeil et la dépression. Non seulement l'apnée du sommeil peut augmenter le risque de dépression, mais les symptômes dépressifs peuvent également aggraver l'apnée du sommeil.
- **Diminution de la libido** : La fatigue chronique et les modifications hormonales associées à l'apnée du sommeil peuvent entraîner une baisse d'intérêt pour les activités sexuelles.
- **Maigre performance au travail ou à l'école** : Les difficultés de concentration, la somnolence et la

fatigue peuvent affecter la productivité au travail ou les performances scolaires, ce qui peut avoir des conséquences sur la carrière ou l'éducation.

- **Difficultés sociales** : Les effets de l'apnée du sommeil peuvent également se manifester dans les interactions sociales, où la personne peut se montrer moins patiente, plus distraite ou moins encline à participer à des activités sociales en raison de la fatigue.

- **Maux de tête matinaux** : Le réveil avec un mal de tête est fréquent chez les personnes atteintes d'apnée du sommeil, en particulier en raison des niveaux d'oxygène fluctuants pendant la nuit.

Il est crucial de reconnaître que les manifestations diurnes de l'apnée du sommeil ne sont pas simplement des inconvénients mineurs. Elles peuvent sérieusement altérer la qualité de vie d'une personne, affecter sa santé mentale et physique, et augmenter le risque d'accidents. Reconnaître et traiter l'apnée du sommeil peut grandement améliorer le bien-être quotidien et la santé globale.

Les signaux d'alerte pour consulter.

L'apnée du sommeil est une affection qui peut avoir de graves répercussions sur la santé si elle n'est pas traitée. Il est donc essentiel de reconnaître les signaux d'alerte qui doivent inciter à consulter un médecin ou un spécialiste du sommeil. Voici quelques-uns de ces signaux d'alerte qui doivent servir de déclencheur pour prendre rendez-vous :

- **Ronflements forts et réguliers** : Bien que tout le monde puisse ronfler de temps en temps, des ronflements constants, particulièrement bruyants et entrecoupés de pauses respiratoires, doivent être pris au sérieux.

- **Observation de pauses respiratoires pendant le sommeil** : Si un partenaire, un membre de la famille ou un ami remarque que vous cessez régulièrement de respirer pendant votre sommeil, il s'agit d'un signal d'alerte majeur.
- **Réveils fréquents avec sensation d'étouffement** : Si vous vous réveillez souvent en gaspillant ou en ayant l'impression de manquer d'air, cela peut indiquer une apnée du sommeil.
- **Somnolence diurne excessive** : Avoir du mal à rester éveillé pendant la journée, s'endormir à des moments inopportuns, comme pendant la conduite, sont des signes préoccupants.
- **Difficultés de concentration et troubles de la mémoire** : Si vous avez constamment l'impression d'être dans le brouillard, que vous oubliez facilement ou que vous ne pouvez pas vous concentrer, cela pourrait être lié à un sommeil de mauvaise qualité dû à l'apnée.
- **Changements d'humeur** : Une irritabilité excessive, des sautes d'humeur ou des sentiments de dépression qui semblent sans cause apparente peuvent être liés à un sommeil perturbé.
- **Maux de tête matinaux** : Se réveiller régulièrement avec un mal de tête peut être le signe d'une apnée du sommeil.
- **Fatigue persistante** : Si, quelle que soit la durée de votre sommeil, vous vous sentez constamment fatigué ou épuisé, cela doit vous alerter.
- **Réveils nocturnes fréquents pour uriner** : Bien que cela puisse être lié à d'autres conditions, une nycturie excessive peut également être le signe d'une apnée du sommeil.
- **Baisse de la libido** : Une diminution soudaine ou progressive de l'intérêt pour les activités sexuelles peut être liée à des troubles du sommeil.

- **Transpiration nocturne excessive** : Se réveiller fréquemment en sueur, même lorsque la pièce est fraîche, peut être un indicateur.

Si vous ou quelqu'un que vous connaissez présentez un ou plusieurs de ces signaux d'alerte, il est essentiel de consulter un professionnel de santé. Une évaluation et un diagnostic appropriés peuvent conduire à des traitements efficaces qui améliorent non seulement le sommeil, mais aussi la qualité de vie générale.

Chapitre 4 :
DIAGNOSTIQUER L'APNÉE DU SOMMEIL

L'importance du diagnostic.

Le diagnostic est la pierre angulaire de toute approche médicale. Dans le contexte de l'apnée du sommeil, l'importance du diagnostic va bien au-delà de la simple identification de la maladie; il sert de tremplin à une meilleure santé, à un bien-être amélioré et, dans certains cas, à la prévention de complications potentiellement mortelles.

- **Reconnaissance du Problème** : La première étape pour résoudre tout problème est de le reconnaître. L'apnée du sommeil est souvent sous-diagnostiquée car de nombreux symptômes peuvent être attribués à d'autres causes, telles que le stress ou le vieillissement. Un diagnostic précis met en évidence le problème sous-jacent, permettant ainsi d'agir en conséquence.
- **Prévention des Complications** : L'apnée du sommeil non traitée peut entraîner diverses complications, allant des maladies cardiovasculaires (telles que l'hypertension, les accidents vasculaires cérébraux et les crises cardiaques) au diabète, en passant par la dépression. Diagnostiquer l'apnée du sommeil permet d'initier un traitement qui peut réduire ou prévenir ces complications.
- **Amélioration de la Qualité de Vie** : Un sommeil réparateur est fondamental pour le bien-être quotidien. Un diagnostic précis peut conduire à des interventions qui améliorent la qualité du sommeil, réduisant ainsi la fatigue, l'irritabilité et d'autres symptômes qui nuisent à la qualité de vie.

- **Optimisation du Traitement** : Une fois que l'apnée du sommeil est diagnostiquée, le traitement peut être adapté aux besoins spécifiques de chaque individu. Il ne s'agit pas d'une approche universelle; différents types d'apnée du sommeil nécessitent différents traitements.
- **Prise en Charge des Affections Associées** : Un diagnostic d'apnée du sommeil peut également mettre en évidence d'autres problèmes de santé qui nécessitent une attention, tels que l'obésité, les maladies cardiaques ou le diabète.
- **Réduction des Risques Associés** : Les personnes atteintes d'apnée du sommeil non traitée ont un risque accru d'accidents de voiture et de travail en raison de la somnolence. Le diagnostic et le traitement réduisent ce risque, protégeant non seulement le patient mais aussi la société.
- **Économies en Soins de Santé à Long Terme** : Si elle est détectée tôt, l'apnée du sommeil peut être traitée de manière plus économique, évitant ainsi les coûts élevés associés aux complications à long terme.
- **Validation des Expériences** : Pour beaucoup, le diagnostic apporte une validation. Savoir qu'il existe une raison médicale à leurs symptômes peut être un soulagement en soi.

Le diagnostic de l'apnée du sommeil n'est pas seulement une étape médicale; c'est un changement fondamental dans la compréhension d'une personne de sa propre santé. C'est une opportunité d'initier un parcours vers un bien-être amélioré, une meilleure qualité de vie et une santé optimale.

Les tests et examens : polysomnographie et autres.

L'identification précise de l'apnée du sommeil nécessite une série de tests et d'examens. Parmi ceux-ci, la polysomnographie est la méthode la plus couramment utilisée. Toutefois, d'autres tests sont également importants pour établir un diagnostic complet. Plongeons-nous dans ces procédures essentielles.

1. Polysomnographie (Étude du sommeil en laboratoire) :
   - **Qu'est-ce que c'est ?** C'est un examen complet qui enregistre une variété d'activités corporelles pendant le sommeil, telles que les ondes cérébrales, le mouvement des yeux, la fréquence cardiaque, la pression artérielle et les niveaux d'oxygène dans le sang.
   - **Comment ça marche ?** Le patient passe la nuit dans un centre de sommeil, où des électrodes sont fixées à différentes parties du corps pour surveiller l'activité pendant le sommeil.
   - **Résultats :** Un technicien du sommeil ou un médecin analyse les données pour déterminer si le patient présente des signes d'apnée du sommeil ou d'autres troubles.

2. Test de sommeil à domicile (HSAT, Home Sleep Apnea Test) :
   - **Qu'est-ce que c'est ?** C'est une version simplifiée de la polysomnographie qui peut être réalisée chez soi.
   - **Comment ça marche ?** L'appareil, souvent portable, mesure des paramètres tels que le flux d'air, l'effort respiratoire et les niveaux d'oxygène. Il est moins complet que la polysomnographie en laboratoire mais reste efficace pour le diagnostic de l'apnée obstructive du sommeil chez certains patients.

- **Résultats :** Bien que pratique, le HSAT peut ne pas détecter tous les cas d'apnée du sommeil. Si les symptômes persistent malgré un résultat négatif, une polysomnographie en laboratoire peut être recommandée.

3. Oxymétrie de pouls :
- **Qu'est-ce que c'est ?** C'est un test qui mesure les niveaux d'oxygène dans le sang, pouvant indiquer des interruptions dans la respiration.
- **Comment ça marche ?** Un petit appareil appelé oxymètre est fixé à un doigt, enregistrant les niveaux d'oxygène pendant le sommeil.
- **Résultats :** Une chute significative des niveaux d'oxygène peut suggérer la présence d'apnée du sommeil.

4. Test de latence d'endormissement multiple (MLE) :
- **Qu'est-ce que c'est ?** Il s'agit d'un test qui mesure la rapidité avec laquelle une personne s'endort pendant la journée.
- **Comment ça marche ?** Le patient est invité à faire plusieurs siestes à des intervalles réguliers tout au long de la journée. La rapidité d'endormissement et les phases de sommeil atteintes sont analysées.
- **Résultats :** Cet examen est particulièrement utile pour diagnostiquer la narcolepsie et évaluer la somnolence diurne.

Ces tests, bien que techniques, sont essentiels pour comprendre la nature et la gravité des troubles du sommeil. Une fois le diagnostic établi, un plan de traitement approprié peut être mis en place, offrant ainsi une chance de retrouver un sommeil réparateur et une meilleure qualité de vie.

Interprétation des résultats et gravité.

L'interprétation des résultats des tests de sommeil est une étape cruciale pour déterminer la sévérité de l'apnée du sommeil et pour guider le traitement approprié. Pour le profane, ces résultats peuvent ressembler à une série complexe de graphiques et de chiffres, mais pour un spécialiste, ils offrent une fenêtre sur la manière dont un individu respire pendant son sommeil. Abordons les aspects clés de l'interprétation :

1. Indice d'apnée-hypopnée (IAH) :
   - **Qu'est-ce que c'est ?** L'IAH mesure le nombre moyen d'épisodes d'apnée (arrêts respiratoires) et d'hypopnée (réductions significatives de la respiration) par heure de sommeil.
     - Interprétation :
     - **Normal :** Moins de 5 événements par heure
     - **Léger :** 5 à 15 événements par heure
     - **Modéré :** 15 à 30 événements par heure
     - **Sévère :** Plus de 30 événements par heure
2. Saturation en oxygène :
   - **Qu'est-ce que c'est ?** C'est le pourcentage d'oxygène dans le sang. Il donne une indication de la capacité des poumons à fournir suffisamment d'oxygène au corps.
     - Interprétation :
     - **Normal :** 95% à 100%
     - **Préoccupant :** Moins de 90%. Des niveaux faibles pendant de longues périodes peuvent indiquer des épisodes sévères d'apnée.
3. Durée des événements d'apnée :
   - **Qu'est-ce que c'est ?** C'est la durée de chaque arrêt respiratoire.
   - **Interprétation :** Des épisodes d'apnée plus longs sont généralement plus préoccupants car ils peuvent

conduire à de plus faibles niveaux d'oxygénation et à une plus grande perturbation du sommeil.

4. Mouvements des membres :

- **Qu'est-ce que c'est ?** Certains tests de sommeil surveillent également les mouvements des membres, qui peuvent indiquer d'autres troubles tels que le syndrome des jambes sans repos.
- **Interprétation :** Une fréquence élevée de mouvements peut indiquer un trouble associé nécessitant un traitement.

5. Phases du sommeil :

- **Qu'est-ce que c'est ?** Au cours d'une nuit typique, une personne passe par différents stades du sommeil, du sommeil léger au sommeil profond.
- **Interprétation :** Une perturbation fréquente des phases de sommeil profond (sommeil paradoxal et sommeil lent profond) peut indiquer une perturbation sévère du sommeil.

En interprétant ces résultats et d'autres données du test de sommeil, le médecin peut non seulement diagnostiquer l'apnée du sommeil, mais aussi déterminer sa gravité. Cette évaluation guidera les recommandations de traitement, qu'il s'agisse de modifications du mode de vie, d'appareils CPAP, d'orthèses dentaires ou, dans des cas plus graves, de chirurgie. Un diagnostic précis et une interprétation minutieuse des résultats sont donc essentiels pour assurer une prise en charge optimale du patient.

Chapitre 5 :
LES SOLUTIONS MODERNES
AU PROBLÈME

Les traitements médicaux :
de la PPC à la chirurgie.

Les traitements de l'apnée du sommeil visent à restaurer la respiration régulière pendant le sommeil et à soulager les symptômes tels que la somnolence diurne excessive et les ronflements forts. Plusieurs options thérapeutiques sont disponibles, allant des dispositifs mécaniques aux interventions chirurgicales. L'approche dépend de la gravité de l'apnée, de la cause sous-jacente et des préférences du patient.

1. PPC (Pression Positive Continue) :
   - **Qu'est-ce que c'est ?** C'est un appareil qui fournit un flux d'air continu à travers un masque pour garder les voies respiratoires ouvertes pendant le sommeil.
   - **Pour qui ?** C'est le traitement de première intention pour l'apnée du sommeil modérée à sévère.
   - **Comment ça marche ?** Le dispositif augmente la pression de l'air dans la gorge, empêchant les voies respiratoires de s'effondrer pendant le sommeil.
2. Appareils d'avancement mandibulaire (AAM) :
   - **Qu'est-ce que c'est ?** Ce sont des dispositifs dentaires conçus pour avancer la mâchoire inférieure, ce qui peut élargir les voies respiratoires et réduire le ronflement et l'apnée.
   - **Pour qui ?** Ces dispositifs sont souvent recommandés pour les personnes atteintes d'apnée du sommeil légère à modérée qui ne tolèrent pas la PPC.

- **Comment ça marche ?** En déplaçant la mâchoire vers l'avant, les voies respiratoires sont élargies, permettant une meilleure circulation de l'air.

3. Traitement par position :
- **Qu'est-ce que c'est ?** Certains dispositifs peuvent encourager les personnes à dormir sur le côté plutôt que sur le dos, ce qui peut réduire l'apnée du sommeil.
- **Pour qui ?** Pour les patients dont l'apnée s'aggrave en dormant sur le dos (apnée positionnelle).
- **Comment ça marche ?** Dormir sur le côté peut empêcher la langue et les tissus mous de la gorge de s'effondrer et de bloquer les voies respiratoires.

4. Chirurgie :
- **Uvulopalatopharyngoplastie (UPPP) :** Cette chirurgie retire le tissu excédentaire de la gorge pour élargir les voies respiratoires.
- **Génio-glossotomie d'avancement :** Cette procédure avance la base de la langue et du muscle du genioglossus pour élargir les voies respiratoires.
- **Maxillomandibulaire d'avancement (MMA) :** Cette intervention chirurgicale avance la mâchoire supérieure et inférieure pour élargir les voies respiratoires.
- **Chirurgie des voies respiratoires supérieures :** Elle vise à corriger les obstructions anatomiques, comme une déviation de la cloison nasale.

5. Stimulation du nerf hypoglosse :
- **Qu'est-ce que c'est ?** C'est un dispositif implantable qui stimule le nerf qui contrôle les mouvements de la langue.
- **Pour qui ?** Pour les patients qui ne peuvent pas utiliser ou ne bénéficient pas de la PPC.
- **Comment ça marche ?** Le dispositif aide à garder les voies respiratoires ouvertes en stimulant la langue pour qu'elle se déplace vers l'avant.

L'approche thérapeutique doit être individualisée en fonction des besoins spécifiques de chaque patient. L'efficacité des traitements dépend non seulement du choix du bon dispositif ou de la bonne intervention, mais aussi de la compliance du patient. Une communication ouverte avec le médecin traitant, la familiarisation avec les options de traitement et un suivi régulier sont essentiels pour optimiser les résultats du traitement.

Solutions alternatives : orthèses, positionnement, etc.

Alors que les traitements médicaux comme la PPC ou la chirurgie sont souvent la première ligne de défense contre l'apnée du sommeil, de nombreuses personnes recherchent des solutions alternatives pour gérer leurs symptômes. Ces alternatives peuvent être utilisées seules ou en complément d'autres traitements, selon la sévérité de l'apnée et les besoins individuels du patient.

1. Orthèses d'avancement mandibulaire (OAM) :
   - **Description :** Ce sont des dispositifs dentaires semblables à des protège-dents qui tiennent la mâchoire inférieure et la langue vers l'avant pour ouvrir les voies respiratoires.
   - **Avantages :** Les OAM sont moins encombrantes que la PPC, portables et ne nécessitent pas d'électricité.
2. Oreillers et positionnement :
   - **Description :** Certains coussins sont conçus pour encourager le dormeur à rester sur le côté. Les oreillers positionnels peuvent avoir des formes uniques ou des éléments pour empêcher le patient de se retourner sur le dos.
   - **Avantages :** Ils peuvent être efficaces pour les personnes souffrant d'apnée du sommeil

positionnelle, où les symptômes sont aggravés lorsqu'ils dorment sur le dos.

3. Bandes nasales :
   - **Description :** Ce sont des bandes adhésives placées sur le pont du nez pour aider à ouvrir les narines et faciliter la respiration.
   - **Avantages :** Faciles à utiliser et peuvent aider à réduire le ronflement léger.

4. Sprays nasaux :
   - **Description :** Ils peuvent aider à réduire l'enflure de la muqueuse nasale, améliorant ainsi le passage de l'air.
   - **Avantages :** Solution simple pour ceux dont l'apnée est due à une congestion nasale temporaire.

5. Exercices de la langue et de la gorge :
   - **Description :** Des exercices spécifiques peuvent aider à renforcer les muscles de la gorge et à prévenir leur relâchement pendant le sommeil.
   - **Avantages :** Non invasifs et peuvent être pratiqués n'importe où.

6. Perte de poids :
   - **Description :** La surcharge pondérale, en particulier autour du cou, peut exercer une pression supplémentaire sur les voies respiratoires, contribuant à l'apnée du sommeil. Perdre du poids peut souvent aider à réduire ou même à éliminer les symptômes.
   - **Avantages :** Outre l'amélioration de l'apnée du sommeil, la perte de poids peut avoir de nombreux autres avantages pour la santé.

7. Eviter l'alcool et les sédatifs :
   - **Description :** L'alcool et certains médicaments peuvent relâcher les muscles de la gorge, augmentant le risque d'obstruction des voies respiratoires.
   - **Avantages :** Une simple modification du mode de vie peut avoir un impact significatif sur la qualité du sommeil.

En explorant ces solutions alternatives, il est essentiel de consulter un médecin ou un spécialiste du sommeil pour s'assurer qu'elles sont adaptées à la situation spécifique de chaque patient. Une approche combinée, utilisant à la fois des traitements médicaux et des solutions alternatives, peut offrir la meilleure chance de gérer efficacement l'apnée du sommeil.

La prise en charge globale : nutrition, activité physique et gestion du stress.

La prise en charge de l'apnée du sommeil ne se limite pas uniquement à des dispositifs médicaux ou à des chirurgies. Une approche holistique, qui englobe la nutrition, l'activité physique et la gestion du stress, est essentielle pour gérer efficacement cette affection et améliorer la qualité de vie des patients. Une telle approche complète aide non seulement à gérer les symptômes de l'apnée du sommeil, mais aussi à traiter certaines de ses causes sous-jacentes et à réduire le risque de complications associées.

1. Nutrition :
* **Perte de poids :** Comme mentionné précédemment, l'excès de poids, surtout autour de la région du cou, peut contribuer à l'obstruction des voies respiratoires. Une alimentation équilibrée peut aider à atteindre et à maintenir un poids santé.
* **Alimentation anti-inflammatoire :** Certains aliments ont des propriétés anti-inflammatoires qui peuvent aider à réduire le gonflement des voies respiratoires. Pensez aux aliments riches en oméga-3, comme le saumon, les noix et les graines de chia.
* **Réduire la consommation d'alcool et de caféine :** Ces substances peuvent affecter la qualité du sommeil et aggraver les symptômes de l'apnée.

2. Activité physique :
- **Exercices cardiovasculaires :** Des activités comme la marche, la course, la natation ou le vélo peuvent aider à perdre du poids et à améliorer la santé cardiorespiratoire.
- **Exercices de renforcement des muscles de la gorge :** Certains exercices ciblent spécifiquement les muscles utilisés pour respirer et avaler, ce qui peut aider à réduire l'effondrement des voies respiratoires pendant le sommeil.
- **Yoga :** Le yoga intègre des techniques de respiration qui peuvent améliorer la fonction pulmonaire et renforcer les muscles respiratoires.

3. Gestion du stress :
- **Techniques de relaxation :** Des méthodes comme la méditation, la respiration profonde et la visualisation peuvent aider à réduire le stress, favorisant un sommeil plus paisible.
- **Thérapies comportementales :** La thérapie cognitivo-comportementale, en particulier, peut être efficace pour gérer l'insomnie et d'autres troubles du sommeil associés à l'apnée.
- **Routine de sommeil régulière :** Aller au lit et se lever à la même heure tous les jours, même le week-end, peut aider à réguler les cycles de sommeil et à améliorer la qualité du sommeil.

L'apnée du sommeil est une affection complexe qui peut avoir de nombreuses causes et conséquences. Une prise en charge globale, qui prend en compte l'ensemble du mode de vie du patient, est souvent la clé pour gérer efficacement la maladie et améliorer la qualité de vie. Alors que des interventions médicales peuvent être nécessaires, des changements dans l'alimentation, l'exercice et la gestion du stress peuvent jouer un rôle tout aussi crucial dans la prise en charge de l'apnée du sommeil.

Chapitre 6 :
VIVRE AU QUOTIDIEN
AVEC L'APNÉE DU SOMMEIL

Intégrer les traitements dans la routine.

Intégrer les traitements de l'apnée du sommeil dans sa routine quotidienne peut sembler intimidant au début, mais c'est un élément crucial pour assurer une prise en charge efficace de la maladie et pour retrouver une qualité de vie optimale. Avec un peu de temps, de patience et quelques astuces, l'adaptation peut devenir plus aisée.

1. Comprendre l'importance du traitement :
   - **Éducation :** Plus vous en savez sur votre condition, plus vous serez motivé à respecter votre traitement. Prenez le temps de discuter avec votre médecin, lisez des articles fiables et rejoignez peut-être un groupe de soutien.
2. La PPC (Pression Positive Continue) :
   - **Rendre le dispositif accessible :** Placez votre machine PPC sur votre table de chevet ou à un endroit facilement accessible pour vous rappeler de l'utiliser chaque nuit.
   - **Maintien de l'hygiène :** Nettoyez régulièrement le masque et changez les filtres pour assurer une utilisation optimale et confortable.
   - **Personnalisation :** Si vous trouvez le masque inconfortable, parlez-en à votre fournisseur. Il existe de nombreux styles et tailles de masques qui peuvent mieux convenir à votre visage.

3. Médicaments :
- **Alarmes :** Si des médicaments vous sont prescrits, configurez des rappels sur votre téléphone ou votre montre pour ne pas oublier de les prendre.
- **Stockage :** Gardez vos médicaments à un endroit où vous les verrez tous les jours, comme à côté de votre brosse à dents.

4. Exercices et activités physiques :
- **Routine quotidienne :** Essayez de faire de l'exercice à la même heure chaque jour pour en faire une habitude.
- **Faire ce que vous aimez :** Que ce soit la marche, le yoga ou la natation, trouvez une activité que vous appréciez pour augmenter vos chances de vous y tenir.

5. Modifications du mode de vie :
- **Coucher régulier :** Essayez de vous coucher et de vous lever à la même heure tous les jours pour réguler votre horloge biologique.
- **Environnement de sommeil :** Investissez dans de bons rideaux occultants, réduisez les bruits ambiants et assurez-vous que votre chambre est propice au sommeil.

6. Suivi régulier :
- **Consultations :** Notez vos rendez-vous médicaux et assurez-vous de discuter de vos progrès, de vos préoccupations et de tout symptôme nouveau ou aggravé avec votre médecin.
- **Journal de suivi :** Tenir un journal de votre sommeil, de vos symptômes et de vos habitudes peut vous aider à identifier les zones d'amélioration et à suivre vos progrès.

7. Soutien émotionnel :
- **Communiquer :** Parlez de votre condition à vos proches pour qu'ils comprennent ce que vous vivez et peuvent vous soutenir.

- **Groupe de soutien :** Rejoindre un groupe de soutien peut vous aider à partager des astuces et des expériences avec d'autres personnes confrontées à des défis similaires.

Intégrer les traitements de l'apnée du sommeil dans votre routine quotidienne nécessite un engagement et une adaptation, mais avec le temps, ils peuvent devenir une seconde nature. N'oubliez pas que chaque petit pas compte, et que votre santé et votre bien-être en valent la peine.

Astuces
pour améliorer la qualité du sommeil.

Améliorer la qualité du sommeil est essentiel pour la santé globale, l'humeur, et la productivité. Voici quelques astuces pour favoriser un sommeil réparateur :

1. Ambiance de la chambre :
- **Température optimale :** Une chambre légèrement fraîche, aux alentours de 18°C, est idéale pour dormir.
- **Obscurité :** Utilisez des rideaux occultants, un masque pour les yeux ou éteignez toutes les sources lumineuses pour favoriser la sécrétion de mélatonine.
- **Silence :** Utilisez des boules Quiès, une machine à bruit blanc ou une application de sons apaisants pour masquer les bruits perturbateurs.
2. Routine avant de dormir :
- **Évitez les écrans :** La lumière bleue des téléphones, tablettes et ordinateurs peut perturber la production de mélatonine. Essayez de les éviter au moins une heure avant de dormir.
- **Rituel relaxant :** Pratiquez la lecture, la méditation, la respiration profonde ou écoutez de la musique douce pour se détendre avant de se coucher.

3. Alimentation et boissons :
- **Évitez la caféine :** Évitez les boissons caféinées, comme le café, le thé ou certains sodas, au moins 4 à 6 heures avant le coucher.
- **Dîner léger :** Évitez les repas lourds, épicés ou acides avant de dormir pour éviter les troubles digestifs.

4. Horaires réguliers :
- **Coucher et réveil :** Essayez de vous coucher et de vous lever à la même heure tous les jours, même le week-end.
- **Siestes :** Si vous ressentez le besoin de faire la sieste, limitez-la à 20-30 minutes et évitez de dormir tard dans l'après-midi.

5. Activité physique :
- **Exercices réguliers :** L'activité physique peut favoriser un sommeil de meilleure qualité. Cependant, essayez de ne pas faire d'exercice intense juste avant de dormir.

6. Évitez l'alcool et la nicotine :
- **Alcool :** Même s'il peut aider à s'endormir, l'alcool perturbe le cycle du sommeil.
- **Nicotine :** C'est un stimulant qui peut rendre difficile l'endormissement.

7. Gestion du stress :
- **Techniques de relaxation :** Le yoga, la méditation ou les étirements peuvent aider à relâcher la tension.
- **Organisation :** Planifiez votre journée, notez vos préoccupations ou faites une to-do liste pour le lendemain.

8. Matelas et oreillers :
- **Confort :** Assurez-vous que votre matelas et vos oreillers sont confortables et soutiennent bien votre corps. Ils devraient être changés tous les 8 à 10 ans.

9. Limitez les siestes prolongées :
- **Durée :** Si vous ressentez le besoin de faire une sieste, essayez de la limiter à 30 minutes pour éviter de perturber votre sommeil nocturne.

10. Attention aux médicaments :

- **Effets secondaires :** Certains médicaments peuvent perturber le sommeil. Parlez-en à votre médecin ou pharmacien si vous suspectez qu'un médicament affecte votre sommeil.

La clé est d'établir une routine stable qui favorise le sommeil. Cela peut nécessiter quelques ajustements et expérimentations, mais une fois que vous aurez trouvé ce qui fonctionne pour vous, votre sommeil – et votre santé globale – en bénéficieront grandement.

Chapitre 7 :
PRÉVENTION ET SENSIBILISATION

Facteurs de risque modifiables.

Les facteurs de risque modifiables sont des éléments ou des comportements dans la vie d'une personne qui augmentent la probabilité de développer une maladie ou un trouble, mais qui peuvent être changés ou contrôlés par des choix personnels ou des interventions médicales. En ce qui concerne l'apnée du sommeil, plusieurs facteurs de risque modifiables existent :

1. Surpoids et obésité :
   - Le surplus de poids, en particulier autour du cou, peut exercer une pression supplémentaire sur les voies respiratoires, les rendant plus susceptibles de s'effondrer pendant le sommeil. La réduction du poids peut considérablement réduire ou même éliminer les symptômes de l'apnée du sommeil chez certaines personnes.
2. Consommation d'alcool :
   - L'alcool détend les muscles de la gorge, ce qui augmente le risque d'effondrement des voies respiratoires pendant le sommeil. Réduire ou éliminer la consommation d'alcool, en particulier avant le coucher, peut aider à atténuer les symptômes.
3. Usage de sédatifs ou de tranquillisants :
   - Tout comme l'alcool, ces médicaments détendent les muscles des voies respiratoires. Si possible, il est recommandé de les éviter ou d'en discuter avec un médecin pour trouver des alternatives.
4. Tabagisme :
   - Fumer peut augmenter l'inflammation et la rétention de liquide dans les voies respiratoires. Arrêter de

fumer est une étape cruciale pour réduire le risque d'apnée du sommeil et améliorer la santé globale.

5. Position de sommeil :
   - Dormir sur le dos peut faire en sorte que la langue et le palais mou s'effondrent sur l'arrière de la gorge, bloquant les voies respiratoires. Dormir sur le côté peut parfois prévenir cela.

6. Allergies :
   - Si les voies nasales sont obstruées à cause d'une réaction allergique, respirer par la bouche la nuit peut devenir plus probable, augmentant le risque d'obstruction des voies respiratoires. Traiter les allergies et assurer une bonne qualité de l'air dans la chambre peut aider.

7. Congestion nasale :
   - Qu'elle soit due à une anatomie irrégulière, à des polypes ou à des allergies, une congestion nasale chronique peut contribuer à l'apnée du sommeil. Le traitement peut inclure des sprays nasaux, une chirurgie ou d'autres interventions médicales.

8. Alimentation :
   - Une alimentation déséquilibrée, riche en graisses et en sucres, peut contribuer à la prise de poids, augmentant ainsi le risque d'apnée du sommeil.

9. Manque d'exercice :
   - L'activité physique régulière peut aider à maintenir un poids santé, à renforcer les muscles et à améliorer la qualité du sommeil.

En reconnaissant et en abordant ces facteurs de risque modifiables, de nombreuses personnes peuvent réduire ou éliminer leur risque d'apnée du sommeil, améliorant ainsi leur qualité de vie et leur bien-être général.

Habitudes de vie saines
pour un sommeil réparateur.

Adopter des habitudes de vie saines est crucial pour garantir un sommeil réparateur. Ces habitudes ne se résument pas uniquement à ce que l'on fait juste avant d'aller au lit, mais englobent l'ensemble de la journée. Voici quelques recommandations pour encourager un sommeil de qualité :

1. Régularité du sommeil :
   - Essayez de vous coucher et de vous lever à la même heure tous les jours, même les week-ends. Cette régularité aide à calibrer votre horloge biologique interne.
2. Ambiance de la chambre :
   - Assurez-vous que votre chambre est sombre, calme et à une température confortable. Utilisez des rideaux occultants, des bouchons d'oreille ou une machine à bruit blanc au besoin.
3. Limitez l'exposition aux écrans :
   - Évitez les téléphones, tablettes, ordinateurs et télévisions au moins une heure avant le coucher. La lumière bleue émise par ces appareils peut perturber la production de mélatonine, une hormone du sommeil.
4. Alimentation :
   - Mangez léger le soir et évitez les repas copieux, la caféine et l'alcool juste avant de vous coucher. Ils peuvent perturber votre sommeil.
5. Activité physique :
   - L'exercice régulier peut vous aider à vous endormir plus rapidement et à profiter d'un sommeil plus profond. Cependant, évitez de faire de l'exercice intense juste avant d'aller au lit, car cela pourrait avoir l'effet inverse.

6. Établissez une routine pré-sommeil :
   - Développez des rituels relaxants comme la lecture, l'écoute de musique douce, la méditation ou un bain chaud pour indiquer à votre corps qu'il est temps de se détendre.
7. Limitez les siestes :
   - Si vous ressentez le besoin de faire une sieste pendant la journée, essayez de la limiter à 20-30 minutes et évitez de dormir trop tard dans l'après-midi.
8. Évitez les liquides avant le coucher :
   - Cela peut minimiser les interruptions pour aller aux toilettes pendant la nuit.
9. Créez un environnement propice :
   - Investissez dans un bon matelas et des oreillers adaptés. Si vous souffrez d'allergies, assurez-vous également de laver régulièrement votre literie.
10. Gestion du stress :
    - La pratique régulière de techniques de relaxation, telles que la méditation, la respiration profonde ou le yoga, peut améliorer la qualité du sommeil.
11. Limitez les stimuli :
    - Évitez les discussions stimulantes ou stressantes avant le coucher, qui peuvent provoquer de l'agitation ou de l'anxiété.
12. Soyez prudent avec les somnifères :
    - Parlez-en à votre médecin avant de prendre ou de continuer des somnifères. Ils ne sont souvent recommandés que comme solution temporaire.

En intégrant ces habitudes saines dans votre routine quotidienne, vous favoriserez un sommeil réparateur, améliorant ainsi votre santé globale, votre humeur et votre productivité au quotidien.

La sensibilisation :
en parler autour de soi.

La sensibilisation à l'apnée du sommeil et aux troubles du sommeil en général est essentielle, non seulement pour aider ceux qui sont déjà diagnostiqués, mais aussi pour identifier ceux qui pourraient souffrir en silence, ignorant les risques pour leur santé. Voici comment et pourquoi il est crucial d'en parler autour de soi :

1. Briser le tabou :
   * Bien que le sommeil soit une fonction naturelle, il peut y avoir une certaine stigmatisation ou hésitation à discuter des problèmes liés au sommeil. En abordant ouvertement le sujet, vous pouvez aider à démystifier les troubles du sommeil.
2. Sensibilisation au danger :
   * Beaucoup ne réalisent pas que l'apnée du sommeil non traitée peut augmenter le risque de problèmes cardiaques, d'accidents vasculaires cérébraux, d'hypertension, de diabète et d'autres maladies graves.
3. Identifier les signes :
   * En partageant les symptômes et les signaux d'alerte, vous pourriez aider quelqu'un à reconnaître qu'il pourrait souffrir d'apnée du sommeil ou d'un autre trouble du sommeil.
4. Encourager le diagnostic :
   * En parlant de votre expérience ou en partageant des informations, vous pouvez inciter quelqu'un à consulter un professionnel de santé, ce qui pourrait changer ou même sauver sa vie.
5. Partagez les solutions :
   * Les personnes qui ne sont pas familiarisées avec l'apnée du sommeil pourraient penser qu'il n'y a pas de solution efficace. En partageant les divers

traitements disponibles, vous pouvez offrir de l'espoir et encourager la prise en charge.

6. Créer un réseau de soutien :
- Parler des troubles du sommeil peut aider à créer une communauté de soutien où les gens peuvent partager leurs expériences, leurs inquiétudes et leurs solutions.

7. Informations sur les ressources :
- En discutant avec d'autres, vous pouvez également partager des ressources utiles, telles que des associations, des groupes de soutien, des applications de suivi du sommeil, etc.

8. Aborder la question au travail :
- Discuter de l'apnée du sommeil en milieu professionnel peut conduire à une meilleure compréhension des besoins spécifiques, comme des pauses courtes pour se reposer ou des aménagements d'horaires.

9. Sensibiliser dans les écoles :
- Les enfants peuvent également souffrir d'apnée du sommeil. En parler peut aider les enseignants et les parents à repérer les signes chez les jeunes.

10. Éviter les jugements :
- Assurez-vous de toujours aborder le sujet avec empathie et compréhension. Évitez de juger ou de minimiser les expériences des autres.

Parler de l'apnée du sommeil et de la sensibilisation autour du sujet n'est pas seulement bénéfique pour ceux qui sont directement touchés, mais pour la société dans son ensemble. Plus nous sommes informés, plus nous pouvons agir pour améliorer notre santé collective.

Chapitre 8 :
SOUTIEN PSYCHOLOGIQUE
ET ACCOMPAGNEMENT

L'impact psychologique
de l'apnée du sommeil.

L'apnée du sommeil n'est pas seulement un trouble physique ; elle peut aussi avoir un impact profond sur la psychologie d'une personne. L'importance de cet aspect est souvent sous-estimée, mais c'est un élément crucial pour comprendre pleinement les répercussions de cette affection.

1. La fatigue chronique :
   * Le réveil répété pendant la nuit peut entraîner une fatigue persistante pendant la journée. Cette fatigue constante peut diminuer la capacité à se concentrer, à prendre des décisions et à gérer le stress, conduisant ainsi à une augmentation de l'anxiété et de la frustration.
2. Les troubles de l'humeur :
   * Les personnes souffrant d'apnée du sommeil sont plus susceptibles de développer des troubles dépressifs. L'absence d'un sommeil réparateur peut entraîner des sautes d'humeur, une irritabilité accrue et un sentiment général de malaise ou de tristesse.
3. L'estime de soi :
   * Les ronflements forts, symptôme courant de l'apnée du sommeil, peuvent être source d'embarras. De plus, la somnolence diurne et les difficultés à accomplir les tâches quotidiennes peuvent diminuer l'estime de soi.

4. Les relations interpersonnelles :
  - La fatigue, l'irritabilité et les sautes d'humeur peuvent peser lourdement sur les relations, qu'il s'agisse de partenaires, de famille ou d'amis. Les tensions peuvent augmenter, et des conflits peuvent surgir à cause des conséquences indirectes de l'apnée du sommeil.

5. L'anxiété :
  - La prise de conscience des arrêts respiratoires pendant la nuit peut générer de l'anxiété, en particulier à l'idée de s'endormir. Certains peuvent craindre de ne pas se réveiller ou de subir des complications graves.

6. Problèmes cognitifs :
  - La mémoire, la concentration et d'autres fonctions cognitives peuvent être affectées par le manque de sommeil. Cela peut entraîner des sentiments de confusion ou d'incompétence, aggravant ainsi le stress et l'anxiété.

7. Isolement social :
  - La somnolence diurne et la fatigue peuvent limiter la participation à des activités sociales, conduisant à un sentiment d'isolement ou à l'évitement des interactions sociales.

8. Diminution de la libido :
  - L'apnée du sommeil peut entraîner une baisse de la libido, ce qui peut avoir un impact sur l'intimité et les relations amoureuses, ajoutant une autre couche de stress émotionnel.

9. Répercussions professionnelles :
  - Les symptômes associés à l'apnée du sommeil peuvent affecter la performance au travail, conduisant potentiellement à des tensions professionnelles, une insatisfaction au travail ou même des pertes d'emploi.

Comprendre l'impact psychologique de l'apnée du sommeil est fondamental pour offrir une prise en charge globale. Alors que les traitements physiologiques sont essentiels, il est tout aussi important de prendre en compte et de traiter les aspects psychologiques du trouble pour une amélioration complète de la qualité de vie.

Trouver de l'aide : psychothérapie, groupes de soutien, etc.

L'apnée du sommeil est principalement un trouble physique, mais elle peut engendrer une variété de problèmes psychologiques et émotionnels. Pour cette raison, il est essentiel d'envisager une prise en charge holistique qui englobe non seulement le traitement médical mais aussi le soutien psychologique et émotionnel. Voici quelques moyens par lesquels les personnes atteintes d'apnée du sommeil peuvent obtenir de l'aide sur ces plans :

1. Psychothérapie :
   - **Thérapie cognitivo-comportementale (TCC) :** Elle peut être particulièrement efficace pour traiter les troubles de l'humeur ou l'anxiété associés à l'apnée du sommeil. Elle vise à identifier et à changer les schémas de pensée négatifs et les comportements associés.
   - **Thérapie interpersonnelle :** Cette méthode peut aider ceux qui ont des difficultés dans leurs relations à cause de leur état.
2. Groupes de soutien :
   - **Rencontres en personne :** Partager des expériences avec d'autres personnes atteintes d'apnée du sommeil peut offrir une perspective et un réconfort précieux.
   - **Groupes de soutien en ligne :** Pour ceux qui préfèrent la discrétion ou qui ont des difficultés à se déplacer, il existe de nombreux forums et groupes en ligne dédiés à l'apnée du sommeil.

3. Programmes de gestion du stress :
   * L'apprentissage de techniques de relaxation, comme la méditation ou le yoga, peut aider à gérer le stress et l'anxiété liés à l'apnée du sommeil.
4. Ateliers d'éducation :
   * Certains hôpitaux ou cliniques proposent des ateliers pour éduquer les patients sur l'apnée du sommeil, ses conséquences et les moyens de la gérer.
5. Suivi médical régulier :
   * Un suivi régulier avec un médecin ORL ou un pneumologue spécialisé en troubles du sommeil peut aider à adapter le traitement et à répondre à d'éventuelles préoccupations.
6. Consultation avec un sexologue :
   * Pour ceux qui éprouvent des problèmes d'intimité ou une baisse de libido en raison de leur apnée du sommeil, une consultation avec un professionnel peut être bénéfique.
7. Familles et amis :
   * Ne sous-estimez jamais le pouvoir d'une conversation sincère avec un être cher. Expliquez votre condition, exprimez vos inquiétudes et vos sentiments, et demandez du soutien si nécessaire.
8. Associations dédiées :
   * Il existe des associations nationales et locales consacrées à l'apnée du sommeil. Elles peuvent offrir des ressources, des informations et des événements pour aider ceux qui sont touchés.
9. Professionnels du sommeil :
   * Les cliniques du sommeil peuvent souvent recommander des spécialistes en psychologie ou en thérapie qui ont de l'expérience dans le traitement des troubles du sommeil.

L'essentiel est de reconnaître que vous n'êtes pas seul(e) et qu'il existe de nombreuses ressources disponibles pour vous aider à naviguer dans les défis associés à l'apnée du sommeil.

Stratégies pour gérer l'anxiété et la dépression liées.

L'anxiété et la dépression sont des complications courantes chez les personnes atteintes d'apnée du sommeil. Le manque de sommeil réparateur, les symptômes diurnes perturbateurs et la prise de conscience des interruptions respiratoires pendant le sommeil peuvent tous contribuer à ces troubles psychologiques. Heureusement, il existe de nombreuses stratégies que les personnes peuvent adopter pour gérer et atténuer ces symptômes :

1. Thérapie cognitivo-comportementale (TCC) :
   * C'est une forme de thérapie qui aide les personnes à identifier et à changer les schémas de pensée et de comportement négatifs. Elle est efficace pour traiter à la fois l'anxiété et la dépression.
2. Méditation et relaxation :
   * Techniques comme la pleine conscience, la méditation guidée et la respiration profonde peuvent aider à réduire le stress, l'anxiété et les symptômes dépressifs.
3. Exercice régulier :
   * L'activité physique peut libérer des endorphines, des "hormones du bonheur", qui ont un effet antidépresseur naturel. Même une courte marche quotidienne peut faire une différence.
4. Tenir un journal :
   * Écrire régulièrement sur ses sentiments et ses expériences peut offrir une perspective et une catharsis, aidant à traiter et à comprendre ses émotions.
5. Éviter l'alcool et la caféine :
   * Ces substances peuvent exacerber l'anxiété et la dépression et interférer avec le sommeil.

6. Consulter un professionnel :
   - Un psychologue ou un psychiatre peut offrir des stratégies personnalisées pour gérer l'anxiété et la dépression et, si nécessaire, recommander des médicaments.
7. Médicaments :
   - Dans certains cas, des médicaments anti-anxiété ou antidépresseurs peuvent être recommandés. Il est essentiel de consulter un professionnel pour déterminer la meilleure option.
8. Rejoindre un groupe de soutien :
   - Partager ses expériences avec d'autres personnes qui vivent des défis similaires peut offrir une perspective, un soutien et des stratégies pratiques.
9. Établir une routine de sommeil régulière :
   - Se coucher et se lever à des heures régulières, même les week-ends, peut aider à réguler le rythme circadien et améliorer la qualité du sommeil.
10. Créer un environnement propice au sommeil :
   - Une chambre sombre, calme, fraîche et confortable peut faciliter l'endormissement et le maintien du sommeil.
11. Limiter l'exposition aux écrans avant le coucher :
   - La lumière bleue des écrans peut perturber la production de mélatonine, une hormone qui régule le sommeil.
12. Éducation et information :
   - Comprendre l'apnée du sommeil et ses implications peut réduire l'anxiété associée à la condition.
13. Fixer des limites :
   - Éviter le surmenage, apprendre à dire non, et prendre du temps pour soi peut aider à gérer le stress.
14. Adopter une alimentation équilibrée :
   - Une bonne nutrition peut soutenir la santé mentale. Certains nutriments, comme les oméga-3, peuvent même avoir un effet bénéfique sur l'humeur.

Gérer l'anxiété et la dépression liées à l'apnée du sommeil nécessite une approche multidimensionnelle. En adoptant ces stratégies et en travaillant avec des professionnels de la santé, il est possible de trouver un équilibre et d'améliorer la qualité de vie.

Chapitre 9 :
LES FACTEURS AGGRAVANTS ET ASSOCIÉS

L'obésité et le poids : comprendre le lien.

L'obésité est un problème complexe qui touche de nombreuses personnes à travers le monde, mais pour comprendre véritablement sa relation avec le poids, il faut plonger dans une mer d'interconnexions biologiques, psychologiques et sociétales. Au cœur de cette question se trouve l'équilibre délicat entre l'apport calorique et la dépense énergétique.

Imaginez un vase qui se remplit goutte à goutte : chaque goutte représente une calorie consommée, et le niveau d'eau dans le vase représente le poids de l'individu. Chaque mouvement, chaque battement de cœur, chaque pensée consomme une quantité infime de cette eau. Dans un monde idéal, le vase resterait toujours au même niveau, avec un équilibre parfait entre les gouttes qui s'ajoutent et celles qui s'évaporent. Cependant, dans la réalité moderne, les gouttes s'accumulent souvent plus vite qu'elles ne s'évaporent, entraînant une montée du niveau d'eau, ou en d'autres termes, une prise de poids.

Les causes de cet déséquilibre sont nombreuses. La nourriture ultra-transformée, riche en calories mais pauvre en nutriments, tend à remplir nos assiettes et nos estomacs, mais ne satisfait pas toujours notre corps sur le plan nutritionnel. De plus, nos modes de vie modernes nous incitent souvent à être sédentaires, que ce soit en travaillant de longues heures devant un ordinateur ou en passant nos soirées devant la télévision. Moins de mouvements signifie moins d'évaporation, et le vase continue de se remplir.

Mais le lien entre l'obésité et le poids ne se limite pas seulement à la biologie. L'aspect psychologique joue également un rôle crucial. Pour certains, la nourriture peut devenir une source de réconfort face au stress, à l'anxiété ou à la tristesse, entraînant un cycle de suralimentation émotionnelle. Pour d'autres, des facteurs génétiques peuvent rendre la gestion du poids plus ardue.

De plus, la société dans laquelle nous vivons influence notre perception du poids. Les normes esthétiques changeantes, les pressions sociales et la stigmatisation associée à l'obésité peuvent toutes affecter notre relation avec la nourriture et notre image corporelle.

En fin de compte, comprendre le lien entre l'obésité et le poids nécessite une approche holistique qui prend en compte non seulement les aspects physiologiques mais aussi les influences psychologiques et sociétales. C'est en reconnaissant et en abordant ces multiples facettes que nous pouvons espérer trouver des solutions durables à ce problème de santé mondial.

L'alcool, le tabac et les médicaments : impacts sur l'apnée du sommeil.

L'apnée du sommeil est une affection caractérisée par des interruptions répétées de la respiration pendant le sommeil, souvent associée à un ronflement sonore. Si de nombreux facteurs peuvent contribuer à son apparition et à sa gravité, l'alcool, le tabac et certains médicaments figurent parmi les coupables souvent sous-estimés. L'interaction entre ces substances et notre système respiratoire dessine un tableau complexe, influençant directement la qualité de notre sommeil.

Prenons d'abord l'alcool. Il a cette capacité sournoise de détendre les muscles du corps, y compris ceux de la gorge et du palais. Bien que cela puisse sembler inoffensif après une longue journée, cette relaxation musculaire peut en réalité aggraver l'obstruction des voies respiratoires pendant le sommeil. Lorsque ces muscles deviennent trop relâchés, ils peuvent entraver le passage de l'air, aggravant ainsi les symptômes de l'apnée du sommeil. De plus, l'alcool perturbe le cycle naturel du sommeil, rendant encore plus difficile l'obtention d'un sommeil réparateur.

Ensuite, il y a le tabac. Fumer peut irriter et enflammer les voies respiratoires, réduisant leur diamètre. Cette inflammation chronique et le mucus supplémentaire qui l'accompagne rendent plus difficile la circulation de l'air, augmentant ainsi le risque d'apnées. De plus, la nicotine, ce stimulant addictif présent dans le tabac, peut perturber la régularité du sommeil, conduisant à des nuits agitées.

Quant aux médicaments, leur impact sur l'apnée du sommeil dépend largement de leur nature. Les sédatifs et les tranquillisants, par exemple, tout comme l'alcool, détendent les muscles du corps, exacerbant ainsi les problèmes d'obstruction des voies respiratoires. Les opioïdes, en revanche, peuvent déprimer le système respiratoire, augmentant le risque d'épisodes d'apnée. Même certains médicaments en vente libre, comme les antihistaminiques, peuvent affecter la qualité du sommeil.

Mais ce n'est pas tout. La combinaison de ces substances peut avoir des effets encore plus néfastes. L'alcool consommé en association avec des sédatifs, par exemple, peut multiplier les effets dépresseurs sur le système respiratoire.

Bien que l'alcool, le tabac et certains médicaments puissent offrir un soulagement temporaire ou une évasion face aux tracas de la vie quotidienne, leur impact sur la qualité du sommeil et, en particulier, sur l'apnée du sommeil, ne doit pas être négligé. La prise de conscience de ces interactions et la modification des habitudes peuvent contribuer à des nuits plus paisibles et à une meilleure santé globale.

Autres troubles du sommeil : insomnie, syndrome des jambes sans repos, etc.

Alors que l'apnée du sommeil est sans doute l'un des troubles du sommeil les plus couramment évoqués, il ne faut pas oublier que le monde des pathologies du sommeil est vaste et varié, reflétant la complexité du sommeil en lui-même. Des mouvements incessants des jambes à des réveils inexpliqués au milieu de la nuit, la palette des perturbations nocturnes est riche et diversifiée.

Penchons-nous d'abord sur l'insomnie. Qui n'a jamais tourné en rond dans son lit, guettant désespérément le sommeil qui refuse de venir ? Pour certains, cette lutte est occasionnelle, mais pour d'autres, elle devient un combat quotidien. L'insomnie se caractérise par une difficulté persistante à s'endormir ou à rester endormi. Elle peut être liée à des facteurs de stress, à des habitudes de vie, à d'autres maladies ou même à des médicaments. Ses conséquences s'étendent bien au-delà de la fatigue : troubles de l'humeur, difficulté de concentration, et parfois même des problèmes de santé plus graves.

Ensuite, il y a le syndrome des jambes sans repos (SJSR). Ce trouble étrangement nommé se manifeste par un besoin irrésistible de bouger les jambes, souvent accompagné de sensations désagréables comme des fourmillements ou des picotements. Ces symptômes ont tendance à apparaître ou à s'aggraver au repos, en particulier le soir ou la nuit. L'origine du SJSR reste mystérieuse, bien que des facteurs génétiques, nutritionnels et neurologiques soient souvent évoqués.

Les parasomnies, quant à elles, sont une catégorie de troubles du sommeil qui englobent une variété de comportements anormaux pendant le sommeil, tels que le somnambulisme, les terreurs nocturnes ou les cauchemars. Ces épisodes, bien que souvent dramatiques, sont généralement inoffensifs, mais peuvent être perturbants pour la personne concernée ou pour ses proches.

Il y a aussi la narcolepsie, un trouble chronique du sommeil qui se caractérise par une somnolence diurne excessive et des accès soudains de sommeil. Les personnes atteintes peuvent également présenter d'autres symptômes tels que des hallucinations hypnagogiques, une paralysie du sommeil ou des épisodes de faiblesse musculaire soudaine appelés cataplexie.

Cette liste, bien qu'assez étendue, n'est pas exhaustive. Chaque trouble a ses propres particularités, ses causes et ses traitements potentiels. Mais un point commun demeure : l'importance du sommeil dans notre bien-être global. Reconnaître et traiter ces troubles peut ouvrir la voie à une meilleure qualité de vie, car un bon sommeil n'est pas simplement un luxe, mais une nécessité fondamentale pour le corps et l'esprit.

Chapitre 10 :
L'APNÉE DU SOMMEIL
CHEZ LES POPULATIONS SPÉCIFIQUES

Les enfants et les adolescents : symptômes et traitements spécifiques.

Les enfants et les adolescents ne sont pas à l'abri des troubles du sommeil. En fait, leur sommeil est tout aussi essentiel, si ce n'est plus, en raison de leur croissance rapide et du développement continu de leur cerveau. Cependant, les symptômes et les traitements des troubles du sommeil chez les jeunes peuvent différer de ceux des adultes.

Les enfants :

- **Apnée obstructive du sommeil (AOS) chez l'enfant** : Contrairement aux adultes, où l'obésité est un facteur de risque majeur, l'AOS chez les enfants est souvent due à des amygdales ou des végétations adénoïdes hypertrophiées. Les symptômes incluent un ronflement sonore, des pauses respiratoires pendant le sommeil, des sueurs nocturnes, une somnolence diurne et des troubles du comportement. Le traitement privilégié est souvent l'adénoïdectomie ou l'amygdalectomie.

- **Terreurs nocturnes** : Elles se produisent généralement chez les enfants de 4 à 12 ans. Un enfant pourrait crier, avoir les yeux ouverts mais sembler désorienté. Contrairement aux cauchemars, ils ne se souviennent généralement pas de l'épisode au réveil.

- **Enurésie (pipi au lit)** : Elle peut être stressante pour l'enfant et les parents. Bien qu'il puisse y avoir des causes médicales, elle est souvent liée à un sommeil très profond ou à un retard dans le développement de la capacité de se réveiller en réponse à une vessie pleine.

Les adolescents :

- **Retard de phase du sommeil** : Beaucoup d'adolescents ont tendance à se coucher et à se lever plus tard. C'est en partie dû à des changements biologiques. Cependant, cela peut devenir problématique s'ils doivent se lever tôt pour l'école, conduisant à une privation de sommeil chronique.
- **L'impact des appareils électroniques** : La lumière bleue émise par les téléphones, les tablettes et les ordinateurs peut retarder la sécrétion de mélatonine, l'hormone du sommeil, rendant l'endormissement difficile.
- **Stress et anxiété** : La pression scolaire, les relations sociales et d'autres stress liés à l'adolescence peuvent contribuer à l'insomnie ou à d'autres troubles du sommeil.

Traitements spécifiques :

- **Hygiène du sommeil** : Mettre en place une routine régulière, limiter l'exposition à la lumière bleue avant le coucher, créer un environnement propice au sommeil.
- **Thérapies comportementales** : Elles peuvent aider à instaurer de meilleures habitudes de sommeil et à gérer le stress ou l'anxiété.
- **Consultation médicale** : Dans certains cas, comme l'AOS chez les enfants ou l'insomnie sévère chez les adolescents, une intervention médicale, qu'elle soit chirurgicale, médicamenteuse ou autre, peut être nécessaire.

Il est crucial de reconnaître et de traiter les troubles du sommeil chez les enfants et les adolescents, car un sommeil insuffisant ou de mauvaise qualité peut avoir un impact sur la croissance, le développement cognitif, l'humeur et la performance scolaire. En restant attentif et en travaillant avec des spécialistes du sommeil, les parents peuvent aider leurs enfants à obtenir le repos dont ils ont tant besoin.

Les personnes âgées : particularités et précautions.

Avec l'âge, notre corps subit de nombreux changements, y compris dans la manière dont nous dormons. Les personnes âgées, généralement définies comme celles âgées de 65 ans et plus, rencontrent des défis spécifiques en matière de sommeil, qui peuvent influencer non seulement leur repos nocturne, mais aussi leur qualité de vie en général.

Particularités du sommeil chez les personnes âgées :
- **Changements structurels** : La structure du sommeil évolue. Il y a souvent une diminution du temps passé en sommeil paradoxal (REM) et en sommeil profond (stades 3 et 4 du sommeil non REM). Ces phases sont essentielles pour un sommeil réparateur.
- **Réveils fréquents** : Les personnes âgées ont tendance à se réveiller plus souvent pendant la nuit. Cela peut être dû à des raisons médicales, à des douleurs ou simplement à une modification des rythmes du sommeil.
- **Somnolence diurne** : Elle peut augmenter en raison de nuits fragmentées et moins réparatrices.
- **Modification du rythme circadien** : Beaucoup de seniors deviennent des « lève-tôt », se couchant et se réveillant plus tôt que lorsqu'ils étaient plus jeunes.

Facteurs influençant le sommeil chez les seniors :

- **Maladies chroniques** : Affections telles que l'arthrite, l'insuffisance cardiaque, la maladie pulmonaire et d'autres peuvent perturber le sommeil par des douleurs ou des difficultés respiratoires.
- **Médicaments** : Certains médicaments peuvent influencer le sommeil, que ce soit en causant de l'insomnie ou en augmentant la somnolence.
- **Problèmes psychologiques** : La dépression, l'anxiété, le chagrin ou le stress lié à la retraite, à la perte de proches ou à d'autres changements de vie peuvent impacter le sommeil.

Précautions et conseils pour améliorer le sommeil chez les seniors :

- **Hygiène du sommeil** : Une routine de coucher régulière, un environnement calme, sombre et frais, ainsi que la limitation de la caféine et de l'alcool peuvent aider.
- **Exposition à la lumière naturelle** : Cela aide à réguler le rythme circadien. Une simple promenade quotidienne à l'extérieur peut être bénéfique.
- **Gestion des médicaments** : Il est essentiel de discuter avec le médecin des effets secondaires des médicaments, surtout s'ils affectent le sommeil.
- **Réduire les siestes diurnes** : Si elles sont nécessaires, il vaut mieux qu'elles soient courtes (20-30 minutes) et pas trop tard dans la journée.
- **Consulter un spécialiste** : Si les troubles du sommeil persistent, une consultation avec un spécialiste du sommeil peut être nécessaire pour identifier et traiter d'éventuelles affections telles que l'apnée du sommeil ou l'insomnie.

Comprendre les besoins et les défis spécifiques des personnes âgées en matière de sommeil est crucial pour leur offrir une vie plus équilibrée, énergique et heureuse.

Avec la bonne approche et des soins adaptés, un sommeil de qualité est accessible à tout âge.

Les femmes enceintes : implications et recommandations.

La grossesse est une période de profonds bouleversements physiologiques et émotionnels pour une femme. Le corps tout entier est en transformation pour accueillir et nourrir une nouvelle vie. Parmi les nombreux changements qui s'opèrent, le sommeil subit lui aussi des modifications. Comprendre ces fluctuations et savoir comment y faire face est essentiel pour assurer le bien-être de la future maman et celui de son bébé.

Dès le premier trimestre, la production accrue de progestérone peut induire une sensation de somnolence pendant la journée. Certaines femmes ressentent le besoin de faire plus de siestes ou de se coucher plus tôt. Cependant, en dépit de cette somnolence diurne, la nuit, l'insomnie peut se manifester, rendant le sommeil fragmenté et moins réparateur.

Au fur et à mesure que la grossesse avance, d'autres facteurs viennent jouer sur la qualité du sommeil. Les nausées matinales, la nécessité d'uriner plus fréquemment, les brûlures d'estomac ou encore les mouvements du bébé peuvent interrompre le repos nocturne. Sans parler des douleurs lombaires ou des crampes aux jambes qui peuvent survenir, particulièrement pendant le troisième trimestre.

Le syndrome des jambes sans repos et l'apnée du sommeil sont deux troubles qui peuvent aussi faire leur apparition ou s'aggraver pendant la grossesse. Il est crucial de les surveiller, car ils peuvent avoir des implications pour la santé de la mère et du bébé.

Face à ces challenges, des recommandations simples peuvent aider à améliorer la qualité du sommeil des femmes enceintes. Opter pour une position de sommeil confortable, souvent sur le côté gauche pour favoriser la circulation sanguine, peut aider. L'utilisation de coussins de soutien, notamment entre les genoux, peut également apporter du confort. Il est aussi recommandé d'éviter les boissons caféinées ou épicées avant le coucher, de maintenir une routine de sommeil régulière et de privilégier des activités relaxantes comme la lecture ou la méditation avant de dormir.

En outre, discuter avec un professionnel de santé des problèmes de sommeil est toujours une bonne idée. Ils peuvent offrir des conseils personnalisés et, si nécessaire, orienter vers un spécialiste du sommeil.

Même si le sommeil pendant la grossesse peut être parsemé de défis, avec une attention particulière et quelques ajustements, il est possible d'assurer un repos réparateur, bénéfique autant pour la mère que pour son enfant à naître.

Chapitre 11 :
LES AVANCÉES TECHNOLOGIQUES ET INNOVATIONS

Les dernières innovations en matière de machines CPAP et BiPAP.

Les machines CPAP (Continuous Positive Airway Pressure) et BiPAP (Bilevel Positive Airway Pressure) sont des dispositifs essentiels pour le traitement de l'apnée obstructive du sommeil. Ces machines fournissent un flux d'air constant ou variable pour maintenir les voies respiratoires ouvertes pendant le sommeil. Au fil des années, il y a eu des innovations considérables dans leur conception et leur fonctionnalité pour améliorer le confort du patient et l'efficacité du traitement.

1. Conception compacte et légère : Les nouvelles générations de machines CPAP et BiPAP sont de plus en plus compactes, ce qui les rend idéales pour les voyages. De nombreuses marques ont lancé des versions "mini" de leurs dispositifs populaires.

2. Connectivité sans fil : Les machines modernes sont souvent équipées de connectivité Bluetooth ou Wi-Fi. Cela permet aux patients de synchroniser leurs données de sommeil avec des applications mobiles ou des plateformes en ligne, facilitant le suivi par les médecins.

3. Modes de confort : Les innovations ont porté sur l'ajout de modes de confort tels que le C-Flex ou l'A-Flex, qui ajustent la pression pendant l'expiration pour rendre la respiration plus naturelle.

4. Humidificateurs chauffants intégrés : Pour prévenir le dessèchement et l'irritation des voies respiratoires, de nombreuses machines sont désormais équipées d'humidificateurs chauffants intégrés avec des réglages ajustables.

5. Détection avancée des événements : Les dispositifs modernes peuvent différencier les types d'apnées (obstructives, centrales, hypopnées) et ajuster la pression en conséquence.

6. Fonctions de réduction du bruit : Les derniers modèles sont conçus pour être plus silencieux, offrant ainsi un environnement de sommeil plus paisible pour l'utilisateur et son partenaire.

7. Masques innovants : La technologie du masque a également évolué. Les nouveaux masques sont plus légers, avec des designs minimalistes et des matériaux plus confortables, réduisant ainsi les fuites et les points de pression.

8. Alimentation par batterie : Certaines machines disposent maintenant d'options d'alimentation par batterie intégrées ou externes, ce qui est pratique pour le camping ou les voyages où l'accès à une prise électrique peut être limité.

9. Détection automatique de la fuite : Pour garantir un traitement efficace, certaines machines peuvent détecter les fuites et alerter l'utilisateur ou ajuster automatiquement la pression.

10. Réglages personnalisables : Les machines avancées offrent une personnalisation poussée, permettant aux utilisateurs d'ajuster des paramètres tels que le démarrage automatique, l'humidité, la pression de rampe et plus encore.

Les innovations en matière de machines CPAP et BiPAP ont considérablement amélioré l'expérience des patients. Alors que la technologie continue d'évoluer, on peut s'attendre à ce que ces dispositifs deviennent encore plus efficaces, confortables et faciles à utiliser.

Les applications
et gadgets technologiques
pour surveiller le sommeil.

Avec l'explosion de la technologie de la santé et du bien-être, il n'est pas surprenant que de nombreux gadgets et applications aient été développés pour surveiller et améliorer le sommeil. Ces outils offrent aux utilisateurs une meilleure compréhension de leurs habitudes de sommeil, avec l'objectif d'améliorer la qualité de leur repos.

1. Montres et bracelets connectés :
- **Fitbit** : Bien connu pour le suivi de l'activité physique, Fitbit propose également un suivi avancé du sommeil, analysant les cycles de sommeil léger, profond et paradoxal.
- **Apple Watch avec l'application "Sommeil"** : Elle surveille les habitudes de sommeil et utilise des capteurs pour suivre les mouvements et le rythme cardiaque.
- **Garmin** : Certains modèles de montres Garmin offrent une analyse du sommeil, en se basant sur le mouvement et la variabilité de la fréquence cardiaque.
- **Whoop** : Ce bracelet mise sur la récupération et le suivi du sommeil pour optimiser les performances.

2. Moniteurs de sommeil dédiés :
- **Beddit (d'Apple)** : Un moniteur fin qui se place sous le drap et analyse le sommeil en fonction des mouvements, du rythme cardiaque et de la respiration.
- **Withings Sleep** : Similaire à Beddit, cet outil analyse également les apnées du sommeil.

- **SleepScore Max** : Il utilise des ondes radio pour détecter les mouvements, permettant de surveiller le sommeil sans contact physique.

3. Applications mobiles :

- **Sleep Cycle** : Cette application utilise l'accéléromètre du téléphone ou son microphone pour analyser les cycles de sommeil et réveiller l'utilisateur dans la phase de sommeil léger.
- **Relax Melodies** : Concentrée sur l'aide à l'endormissement, cette application propose des sons et des mélodies relaxantes.
- **SnoreLab** : Pour ceux qui ronflent, cette application enregistre et analyse les ronflements, aidant à identifier les tendances.

4. Oreillers et matelas intelligents :

Des entreprises comme **Eight Sleep** et **Zeeq** ont développé des matelas et des oreillers qui incorporent des technologies de suivi du sommeil, ajustent la température en fonction des besoins de l'utilisateur, et peuvent même vibrer pour arrêter le ronflement.

5. Lunettes pour le sommeil :

Des marques comme **SomniLight** proposent des lunettes qui filtrent les lumières bleues, aidant à préparer le corps à un sommeil réparateur en évitant la perturbation de la production de mélatonine.

6. Masques de sommeil intelligents :

Des produits comme le **Dreamlight** utilisent la luminothérapie et des sons pour aider à l'endormissement et au réveil, tout en surveillant la qualité du sommeil.

7. Dispositifs de thérapie sonore :

Des machines à bruit blanc comme celles de **LectroFan** ou **Dohm** aident à masquer les bruits perturbants, créant un environnement propice au sommeil.

8. Gadgets anti-ronflement :

Des dispositifs comme **Smart Nora** détectent le ronflement et déplacent légèrement la tête de l'utilisateur pour interrompre le ronflement sans le réveiller.

En combinant les données de plusieurs de ces outils, les utilisateurs peuvent obtenir une vue d'ensemble complète de leurs habitudes de sommeil et trouver des méthodes pour optimiser leur repos nocturne.

L'avenir du traitement de l'apnée du sommeil.

L'apnée du sommeil est un trouble qui a suscité une attention croissante en raison de son impact significatif sur la santé et la qualité de vie. Alors que les traitements actuels, tels que la PPC (Pression Positive Continue), restent la norme, l'avenir du traitement de l'apnée du sommeil est riche en innovations prometteuses. Voici un aperçu de ce que pourrait être l'avenir du traitement de ce trouble :

1. Traitements personnalisés basés sur la génétique : Avec l'avancement de la génomique, les chercheurs espèrent identifier les gènes responsables de l'apnée du sommeil. Cela pourrait conduire à des traitements plus ciblés, adaptés aux spécificités génétiques de chaque individu.

2. Appareils moins encombrants : La PPC, bien que très efficace, est souvent considérée comme encombrante. Les efforts sont en cours pour miniaturiser ces machines, les rendre plus silencieuses et plus confortables.

3. Stimulation nerveuse : La stimulation du nerf hypoglosse, qui contrôle les muscles de la langue, est une approche innovante. Un petit appareil implanté chirurgicalement stimule ce nerf, empêchant la langue de bloquer les voies respiratoires pendant le sommeil.

4. Nouvelles chirurgies : Bien que la chirurgie soit réservée aux cas graves ou à ceux qui ne répondent pas aux autres traitements, des techniques moins invasives sont à l'étude. Cela pourrait inclure des implants pour ouvrir les voies respiratoires ou des ajustements des tissus de la bouche et de la gorge.

5. Médicaments : À ce jour, il n'existe pas de médicament pour traiter l'apnée du sommeil, mais des recherches sont en cours pour trouver des médicaments qui pourraient cibler les causes sous-jacentes ou les symptômes.

6. Thérapies comportementales : Alors que les modifications du mode de vie et les habitudes de sommeil sont déjà recommandées, l'accent sur des thérapies plus structurées pour aider à modifier le comportement pourrait devenir plus courant.

7. Technologie de surveillance : Avec l'émergence de technologies portables et d'applications de suivi du sommeil, il est possible que les patients puissent recevoir des feedbacks en temps réel sur la qualité de leur sommeil et ajuster leurs traitements en conséquence.

8. Thérapies alternatives : L'accent est mis sur les thérapies non traditionnelles, telles que le yoga pour améliorer la respiration, l'acupuncture ou d'autres méthodes complémentaires, pour améliorer le sommeil et réduire les symptômes de l'apnée.

9. Sensibilisation et prévention : Alors que la sensibilisation augmente, des efforts plus structurés pour éduquer le public sur les risques de l'apnée du sommeil et comment la prévenir pourraient devenir une priorité.

10. Collaboration interdisciplinaire : L'avenir pourrait voir une approche plus intégrée de la prise en charge de l'apnée du sommeil, impliquant une collaboration étroite entre pneumologues, ORL, cardiologues, dentistes et psychologues.

L'avenir du traitement de l'apnée du sommeil s'annonce radieux, avec de nombreuses innovations sur le point d'être mises en œuvre. Pour les patients, cela signifie de meilleures options de traitement, une meilleure qualité de vie et, espérons-le, une meilleure santé globale.

Chapitre 12 :
L'IMPORTANCE
DE L'ENVIRONNEMENT DE SOMMEIL

Créer une chambre propice au sommeil : de la literie à l'éclairage.

Créer une chambre propice au sommeil nécessite une attention aux détails qui influencent directement notre capacité à nous endormir paisiblement et à rester endormi. C'est un mélange de confort, de fonctionnalité, et de respect de notre horloge biologique. Voici comment transformer une chambre en un havre de paix pour le sommeil :

1. La literie : Au cœur de la chambre, le choix d'un matelas adapté est essentiel. Il doit soutenir le corps sans points de pression. Les oreillers doivent également être choisis en fonction de la position de sommeil (sur le dos, le ventre, ou le côté). Les draps, de préférence en matières naturelles comme le coton ou le lin, favorisent la régulation de la température corporelle.

2. L'environnement sonore : Un sommeil paisible nécessite un environnement calme. Si la chambre donne sur une rue bruyante, pensez à des rideaux épais ou à des fenêtres à double vitrage. Les machines à bruit blanc peuvent également masquer les bruits indésirables.

3. L'éclairage : La mélatonine, l'hormone du sommeil, est sécrétée dans l'obscurité. Il est donc crucial de limiter la lumière. Des rideaux occultants ou des volets peuvent bloquer la lumière extérieure. Évitez également les lumières vives juste avant le coucher. Optez pour des ampoules à luminosité réglable ou des lampes de chevet avec des teintes douces.

4. La température : Une chambre légèrement fraîche favorise un meilleur sommeil. La température idéale se situe entre 16 et 19°C. Cela peut varier selon les individus, mais l'idée est d'éviter une pièce trop chaude.

5. La décoration : Les couleurs apaisantes comme les teintes pastel ou les tons neutres contribuent à une ambiance relaxante. Évitez les couleurs vives ou trop stimulantes.

6. L'air ambiant : Assurez-vous que la pièce est bien aérée. Un purificateur d'air peut être bénéfique, surtout si vous êtes allergique. Les plantes, comme la lavande ou le jasmin, peuvent aussi améliorer la qualité de l'air tout en offrant un parfum apaisant.

7. Minimisez les distractions : Gardez les appareils électroniques hors de la chambre. La lumière bleue des écrans perturbe la production de mélatonine. Si possible, gardez également les horloges hors de vue pour éviter le stress de "regarder l'heure".

8. Rangement : Une chambre en désordre peut être source de stress. Un espace épuré et organisé favorise la détente.

9. Éléments personnels : Les objets personnels qui évoquent des souvenirs apaisants ou des sensations de bien-être peuvent renforcer l'aspect rassurant de la chambre.

10. Pensez à la sécurité : Pour ceux qui se lèvent la nuit, un éclairage doux à détection de mouvement peut être installé pour éviter les chutes.

Créer une chambre propice au sommeil est un investissement dans votre bien-être. En respectant ces conseils, vous mettrez toutes les chances de votre côté pour profiter d'un sommeil réparateur nuit après nuit.

Le rôle des bruits, températures et autres perturbateurs.

Dormir dans un environnement optimal est essentiel pour un sommeil réparateur. L'être humain, bien que capable de s'adapter à diverses conditions, est profondément influencé par son environnement immédiat lorsqu'il s'agit de sommeil. Les bruits, la température, et d'autres éléments perturbateurs jouent un rôle crucial dans la qualité de notre repos. Plongeons-nous dans cet univers pour mieux le comprendre.

Les bruits : Le son, qu'il soit constant ou intermittent, peut perturber la transition entre les différents cycles du sommeil. Les bruits soudains, comme un klaxon ou un aboiement, peuvent nous réveiller brusquement. Même les sons que l'on pourrait qualifier de "fond", comme le tic-tac d'une horloge ou le bourdonnement d'un réfrigérateur, peuvent influencer la qualité du sommeil. Par contre, certains bruits, comme le doux murmure d'un ruisseau ou le chant d'un grillon, peuvent être apaisants pour certains individus. C'est là qu'interviennent les machines à bruit blanc, qui produisent un son constant et uniforme pour masquer les bruits perturbateurs.

La température : Notre corps a ses propres rythmes circadiens, avec des fluctuations de température au cours de la journée. En général, une légère baisse de la température corporelle favorise l'endormissement. Une chambre trop chaude ou trop froide peut perturber ce processus naturel. Une pièce légèrement fraîche, avec une couverture adéquate, est souvent idéale pour un sommeil de qualité.

La lumière : Notre horloge biologique, ou rythme circadien, est réglée sur un cycle de 24 heures et est grandement influencée par la lumière naturelle. Une exposition excessive à la lumière, en particulier la lumière bleue des écrans, peut retarder la production de mélatonine, l'hormone du sommeil, et ainsi perturber notre capacité à nous endormir.

L'air ambiant : Respirer de l'air frais et pur est fondamental. Une pièce mal aérée ou poussiéreuse peut engendrer des allergies, des difficultés respiratoires ou un assèchement des voies respiratoires, perturbant ainsi le sommeil.

Les perturbateurs électromagnétiques : Même si les recherches sont encore en cours, certains suggèrent que les ondes électromagnétiques émises par les appareils électroniques pourraient avoir un impact sur la qualité du sommeil.

La literie : Un matelas inadapté, trop mou, trop dur, ou trop vieux peut engendrer des douleurs dorsales, tandis que des oreillers non adaptés peuvent causer des douleurs cervicales. Les deux peuvent perturber le sommeil.

Bien que nous puissions nous habituer à certains de ces perturbateurs, ils peuvent subtilement éroder la qualité de notre sommeil. Comprendre leur impact et agir en conséquence est la clé pour optimiser notre repos nocturne. Une chambre calme, sombre, et fraîche, libre de perturbateurs, est le cadre idéal pour une nuit paisible.

Les rituels avant de se coucher pour favoriser un sommeil paisible.

Établir des rituels avant de se coucher est essentiel pour favoriser un sommeil paisible et profond. Ces rituels servent à signaler à notre corps qu'il est temps de se détendre et de se préparer au repos. L'être humain, dans sa quête de sommeil réparateur, bénéficie grandement de ces routines pré-sommeil qui jouent le rôle de transition entre le tumulte de la journée et la quiétude de la nuit. Voici quelques rituels qui ont fait leurs preuves :

La routine apaisante : Tout commence par l'établissement d'une routine qui aide à calmer l'esprit. Que ce soit la lecture d'un livre, l'écoute d'une musique douce ou quelques minutes de méditation, l'idée est de trouver une activité qui nous détache du stress de la journée.

La tisane du soir : Des boissons chaudes comme la camomille, la verveine ou le tilleul peuvent avoir un effet apaisant sur le système nerveux. C'est un excellent moyen de se réchauffer tout en se relaxant.

Déconnexion des écrans : Les écrans émettent une lumière bleue qui peut perturber la production de mélatonine, l'hormone du sommeil. Il est recommandé de délaisser les écrans au moins une heure avant le coucher.

La préparation du corps : Quelques étirements doux ou du yoga peuvent aider à détendre les muscles et préparer le corps au repos. Une douche ou un bain chaud peut également aider à relâcher les tensions.

La respiration profonde : Adopter des techniques de respiration profonde peut aider à calmer l'esprit et détendre le corps. La respiration abdominale, par exemple, est une excellente technique pour réduire l'anxiété et favoriser l'endormissement.

La mise en place d'un environnement propice : Assurez-vous que votre chambre est sombre, silencieuse et à une température agréable. Utilisez des bouchons d'oreille, un masque pour les yeux ou une machine à bruit blanc si nécessaire.

Les huiles essentielles : Certaines huiles, comme la lavande, sont connues pour leurs propriétés relaxantes. Un diffuseur ou quelques gouttes sur l'oreiller peuvent faire des merveilles.

La mise en perspective : Si l'esprit est agité par des soucis, prendre quelques minutes pour noter ses pensées dans un journal peut aider à les mettre en perspective et à les "libérer" avant de dormir.

La régularité : Se coucher et se lever à des heures régulières, même le week-end, aide à réguler notre horloge biologique.

En incorporant ces rituels dans votre routine nocturne, vous envoyez des signaux clairs à votre corps lui indiquant qu'il est temps de passer en mode "sommeil". Avec le temps, ces habitudes deviendront naturelles et faciliteront grandement la transition vers une nuit paisible.

Chapitre 13 :
QUESTIONS FRÉQUEMMENT POSÉES

Compilation des questions
les plus courantes
des patients et de leurs proches.

Évoquer les questions les plus courantes des patients et de leurs proches permet de comprendre les préoccupations majeures et les besoins d'information concernant l'apnée du sommeil. Voici une compilation de ces interrogations, souvent entendues en consultation ou lors de groupes de soutien :

- Qu'est-ce exactement que l'apnée du sommeil ?
- Est-ce que je risque d'arrêter de respirer définitivement pendant mon sommeil ?
- Pourquoi ronfle-t-on lorsqu'on a une apnée du sommeil ?
- Est-ce que tout le monde qui ronfle souffre d'apnée du sommeil ?
- Les enfants peuvent-ils être atteints d'apnée du sommeil ?
- L'apnée du sommeil est-elle héréditaire ?
- Quels sont les risques pour la santé si l'apnée du sommeil n'est pas traitée ?
- Comment se passe un test de polysomnographie ?
- Que signifie un "indice d'apnée-hypopnée" élevé ?
- Les traitements, comme la PPC, sont-ils à vie ?
- La chirurgie est-elle une option pour traiter l'apnée du sommeil ?
- Comment puis-je m'assurer de bien dormir avec une machine PPC ?

- Mon partenaire se plaint de mes ronflements. Comment puis-je l'aider à mieux dormir ?
- Y a-t-il des alternatives naturelles ou des remèdes maison pour améliorer mon sommeil ?
- L'apnée du sommeil peut-elle causer des problèmes de concentration ou de mémoire pendant la journée ?
- Est-ce que perdre du poids peut aider à réduire ou éliminer l'apnée du sommeil ?
- Y a-t-il un lien entre l'apnée du sommeil et les maladies cardiovasculaires ?
- Comment gérer la fatigue au quotidien lorsque l'on souffre d'apnée du sommeil ?
- Est-ce normal de se sentir anxieux ou déprimé à cause de l'apnée du sommeil ?
- Où puis-je trouver des groupes de soutien ou d'autres ressources pour m'aider à gérer ma condition ?

Ces questions, et bien d'autres, reflètent les préoccupations courantes des patients et de leurs familles. Répondre à ces interrogations et fournir des informations claires et précises peut aider les personnes atteintes à mieux gérer leur condition et à améliorer leur qualité de vie.

Réponses claires et précises pour éclairer le lecteur.

- **Qu'est-ce exactement que l'apnée du sommeil ?**
  - L'apnée du sommeil est un trouble où la respiration s'interrompt ou devient très superficielle pendant le sommeil. Ces interruptions peuvent durer de quelques secondes à plusieurs minutes et peuvent se produire plusieurs fois par heure.

- **Est-ce que je risque d'arrêter de respirer définitivement pendant mon sommeil ?**
  - Bien que les pauses respiratoires soient inquiétantes, le cerveau réagit généralement en réveillant brièvement la personne, lui permettant ainsi de reprendre une respiration normale. Cependant, des complications graves peuvent survenir si le trouble n'est pas traité.
- **Pourquoi ronfle-t-on lorsqu'on a une apnée du sommeil ?**
  - Le ronflement se produit lorsque le flux d'air est partiellement bloqué pendant le sommeil, causant une vibration des tissus de la gorge.
- **Est-ce que tout le monde qui ronfle souffre d'apnée du sommeil ?**
  - Non, tout le monde qui ronfle n'a pas nécessairement d'apnée du sommeil. Cependant, le ronflement peut être un indicateur, surtout s'il est accompagné d'autres symptômes.
- **Les enfants peuvent-ils être atteints d'apnée du sommeil ?**
  - Oui, bien que plus courant chez les adultes, les enfants peuvent également souffrir d'apnée du sommeil.
- **L'apnée du sommeil est-elle héréditaire ?**
  - Il peut y avoir une prédisposition génétique à l'apnée du sommeil, mais l'environnement et le style de vie jouent également un rôle.
- **Quels sont les risques pour la santé si l'apnée du sommeil n'est pas traitée ?**
  - Les risques incluent l'hypertension, les maladies cardiaques, le diabète, la dépression et d'autres troubles.
- **Comment se passe un test de polysomnographie ?**

- C'est un examen du sommeil réalisé en laboratoire pendant lequel plusieurs paramètres physiologiques sont mesurés pendant que vous dormez.
- **Que signifie un "indice d'apnée-hypopnée" élevé ?**
  - Il indique le nombre moyen d'interruptions respiratoires et de respirations superficielles par heure de sommeil. Plus il est élevé, plus le trouble est sévère.
- **Les traitements, comme la PPC, sont-ils à vie ?**
  - Pour beaucoup, la PPC est une solution à long terme, mais chaque cas est unique. Certains peuvent réduire ou éliminer leur besoin avec des changements de mode de vie ou d'autres traitements.
- **La chirurgie est-elle une option pour traiter l'apnée du sommeil ?**
  - Oui, la chirurgie est une option, surtout si des anomalies anatomiques, comme des amygdales hypertrophiées, contribuent à l'apnée. Cependant, elle n'est généralement considérée que lorsque d'autres traitements, comme la PPC, ne sont pas efficaces ou tolérés.
- **Comment puis-je m'assurer de bien dormir avec une machine PPC ?**
  - Il peut falloir un temps d'adaptation pour se sentir à l'aise avec une machine PPC. Il est recommandé de l'utiliser régulièrement pour s'y habituer, de choisir un masque bien adapté, et de travailler avec son fournisseur de soins pour résoudre tout inconfort ou problème.
- **Mon partenaire se plaint de mes ronflements. Comment puis-je l'aider à mieux dormir ?**
  - En plus de traiter vos ronflements avec les interventions appropriées, vous pouvez

envisager des solutions telles que l'utilisation de bouchons d'oreille pour votre partenaire, le placement d'un humidificateur dans la chambre ou l'essai de machines à bruit blanc pour masquer le bruit.

- **Y a-t-il des alternatives naturelles ou des remèdes maison pour améliorer mon sommeil ?**
  - Oui, des remèdes comme le thé à la camomille, le yoga, la méditation, et la mise en place d'une routine stable au coucher peuvent aider. Cependant, ces méthodes peuvent ne pas être suffisantes pour traiter l'apnée du sommeil elle-même.

- **L'apnée du sommeil peut-elle causer des problèmes de concentration ou de mémoire pendant la journée ?**
  - Oui, les interruptions fréquentes du sommeil dues à l'apnée peuvent entraîner une fatigue diurne, des problèmes de concentration et de mémoire, ainsi qu'une irritabilité.

- **Est-ce que perdre du poids peut aider à réduire ou éliminer l'apnée du sommeil ?**
  - Oui, la perte de poids, surtout si vous êtes en surpoids ou obèse, peut réduire ou même éliminer les symptômes de l'apnée du sommeil pour certaines personnes.

- **Y a-t-il un lien entre l'apnée du sommeil et les maladies cardiovasculaires ?**
  - Oui, l'apnée du sommeil non traitée peut augmenter le risque de maladies cardiaques, d'hypertension, d'accidents vasculaires cérébraux et d'autres affections cardiovasculaires.

- **Comment gérer la fatigue au quotidien lorsque l'on souffre d'apnée du sommeil ?**
  - En plus du traitement médical, il est essentiel de maintenir une routine de sommeil régulière,

d'éviter la caféine en fin de journée, et de faire des siestes courtes si nécessaire.

- **Est-ce normal de se sentir anxieux ou déprimé à cause de l'apnée du sommeil ?**
  - Oui, les perturbations du sommeil peuvent affecter l'humeur et le bien-être émotionnel. Si ces sentiments persistent, il est essentiel de consulter un professionnel de santé mentale.
- **Où puis-je trouver des groupes de soutien ou d'autres ressources pour m'aider à gérer ma condition ?**
  - De nombreuses associations et organisations se consacrent à l'apnée du sommeil. Vous pouvez rechercher en ligne ou demander à votre médecin des recommandations sur les groupes de soutien locaux et les ressources disponibles.

N'oubliez pas que ces réponses fournissent des informations générales. Il est toujours recommandé de consulter un professionnel de la santé pour des conseils spécifiques à votre situation.

Chapitre 14 :
LA NUTRITION
ET L'APNÉE DU SOMMEIL

Aliments et boissons
qui peuvent aider ou entraver le sommeil.

L'alimentation joue un rôle crucial dans la régulation du sommeil. Certains aliments et boissons peuvent favoriser une bonne nuit de repos, tandis que d'autres peuvent perturber le sommeil. Voici un aperçu de la manière dont différents aliments et boissons peuvent affecter votre sommeil.

Aliments et boissons qui peuvent favoriser le sommeil :
- **Tryptophane-rich Foods:** Le tryptophane est un acide aminé que le corps utilise pour produire de la sérotonine, un neurotransmetteur qui aide à réguler le sommeil. Les aliments riches en tryptophane comprennent la dinde, le poulet, le lait, les œufs, le poisson, les noix et les haricots.
- **Magnésium:** Le magnésium est un minéral qui peut favoriser le sommeil en activant des mécanismes dans le corps qui calment le système nerveux et relâchent les muscles. On le trouve dans les amandes, les épinards, les avocats et les bananes.
- **Thé à la camomille:** Ce thé est réputé pour ses propriétés relaxantes et peut aider à calmer l'esprit avant de se coucher.
- **Thé à la valériane:** Connu pour ses propriétés sédatives, ce thé peut aider à faciliter le sommeil.
- **Céréales complètes:** Les céréales comme l'avoine et les céréales complètes favorisent la production

d'insuline, qui aide à faire passer le tryptophane dans le cerveau.

- **Cerises:** Elles sont l'une des rares sources alimentaires naturelles de mélatonine, l'hormone qui régule le sommeil.

Aliments et boissons qui peuvent perturber le sommeil :

- **Caféine:** Elle est présente dans le café, le thé noir, le cola et certaines boissons énergisantes. Elle stimule le système nerveux et peut rendre difficile l'endormissement ou le maintien du sommeil.
- **Alcool:** Bien qu'il puisse aider à s'endormir plus rapidement, l'alcool réduit la qualité du sommeil, causant souvent des réveils au milieu de la nuit.
- **Aliments riches en sucre:** Ces aliments peuvent causer une fluctuation de la glycémie, ce qui peut provoquer des réveils nocturnes.
- **Nourritures épicées:** Elles peuvent causer des brûlures d'estomac ou des indigestions, perturbant le sommeil.
- **Aliments gras:** Les repas lourds et riches en graisses peuvent causer de l'inconfort et des indigestions, rendant le sommeil difficile.
- **Liquides en grande quantité avant le coucher:** Ils peuvent augmenter le nombre de fois où vous devez vous lever pour aller aux toilettes pendant la nuit.

Il est toujours bon de noter que chaque individu est différent. Ce qui fonctionne pour une personne peut ne pas fonctionner pour une autre. Écouter son corps et observer comment il réagit à différents aliments et boissons peut aider à déterminer ce qui est le mieux pour votre sommeil.

Le rôle des repas,
de la digestion et du métabolisme.

La relation entre ce que nous mangeons, comment nous digérons et la façon dont notre métabolisme fonctionne est essentielle non seulement pour notre santé générale, mais aussi pour la qualité de notre sommeil. Plongeons-nous dans cette relation intriquée.

Les repas, et plus particulièrement leur contenu et leur moment, ont une influence directe sur notre horloge interne, ou rythme circadien. Notre corps est conçu pour manger pendant la journée, lorsque notre métabolisme est le plus actif, et pour jeûner la nuit, lorsque notre corps se repose et se régénère.

Repas et sommeil :
Le moment où nous mangeons peut influencer notre sommeil. Manger un repas copieux juste avant de se coucher peut perturber le sommeil, car le corps est alors sollicité pour digérer. Cela peut également entraîner des brûlures d'estomac ou des indigestions, en particulier si le repas est riche en gras ou en épices.

Digestion :
Le processus de digestion requiert de l'énergie et stimule diverses fonctions de l'organisme. Quand on mange, surtout des repas riches ou copieux, le corps augmente la production de chaleur, ce qui peut rendre difficile la baisse naturelle de la température corporelle nécessaire pour un sommeil profond. De plus, la digestion active peut entraîner des mouvements intestinaux qui peuvent réveiller certaines personnes la nuit.

Métabolisme :
Notre métabolisme est étroitement lié à nos habitudes alimentaires et à notre sommeil. Les repas réguliers et

équilibrés aident à maintenir un métabolisme stable. Inversement, un métabolisme irrégulier, souvent dû à des repas irréguliers, des jeûnes ou des excès, peut perturber notre horloge interne et, par conséquent, notre sommeil.

Le métabolisme nocturne est naturellement plus lent. Si nous consommons de grandes quantités de nourriture, en particulier des glucides simples, juste avant de nous coucher, cela peut provoquer une augmentation rapide de la glycémie, suivie d'une chute rapide, ce qui peut entraîner des réveils nocturnes.

De plus, des hormones comme la leptine (hormone de satiété) et la ghréline (hormone de la faim) sont également influencées par notre sommeil. Un sommeil insuffisant ou perturbé peut déséquilibrer ces hormones, ce qui affecte la sensation de faim et de satiété.

Pour favoriser un sommeil de qualité, il est essentiel de veiller à ce que les repas soient équilibrés et pris à des moments appropriés. Éviter de manger juste avant le coucher, choisir des aliments favorisant le sommeil et maintenir un rythme alimentaire régulier sont autant de clés pour une nuit reposante.

Régimes et recommandations pour un sommeil optimal.

Manger pour bien dormir est tout un art. La façon dont nous nous alimentons pendant la journée peut avoir un impact significatif sur la qualité de notre sommeil. En adoptant des habitudes alimentaires saines et spécifiques, on peut optimiser son sommeil. Voici des régimes et des recommandations pour favoriser un sommeil de qualité.

1. Régime méditerranéen :
Ce régime privilégie les fruits, les légumes, les céréales complètes, les poissons, les noix et l'huile d'olive. Non seulement bénéfique pour la santé cardiaque, le régime méditerranéen a également été associé à un sommeil plus profond et plus réparateur.

2. Équilibrer les macronutriments :
- **Protéines :** Favorisent la production de tryptophane, un acide aminé précurseur de la sérotonine, une hormone qui aide à réguler le sommeil. Optez pour la dinde, le poulet, le poisson, les œufs ou le tofu.
- **Glucides complexes :** Aident à augmenter la disponibilité du tryptophane dans le cerveau. Privilégiez les céréales complètes, l'avoine, le quinoa ou les patates douces.
- **Lipides :** Les bons gras, comme ceux trouvés dans l'avocat, les noix ou l'huile d'olive, peuvent aider à maintenir une glycémie stable.

3. Aliments à privilégier pour le dîner :
- **Cerises :** Riches en mélatonine, l'hormone du sommeil.
- **Bananes :** Une source de magnésium et de potassium, qui détendent les muscles.
- **Amandes :** Contiennent de la mélatonine.
- **Tisanes sans caféine :** Camomille, verveine, tilleul ou valériane sont reconnues pour leurs propriétés relaxantes.

4. Limitez la caféine :
Évitez le café, le thé noir, le cola et le chocolat noir au moins 6 heures avant d'aller au lit. La caféine peut perturber le sommeil en inhibant l'action de l'adénosine, une substance chimique du cerveau qui favorise la somnolence.

5. Limitez l'alcool :
Même si l'alcool peut vous aider à vous endormir plus rapidement, il perturbe le sommeil paradoxal, réduisant ainsi la qualité globale du sommeil.

6. Évitez les repas copieux juste avant le coucher :
Les repas lourds peuvent provoquer des indigestions, rendant le sommeil inconfortable.

7. Attention au sucre :
Une consommation excessive de sucre peut perturber les cycles du sommeil. Veillez à limiter les sucreries, surtout en soirée.

8. Hydratation :
Bien que l'hydratation soit essentielle, limitez la consommation de liquides 1 à 2 heures avant le coucher pour réduire les réveils nocturnes liés à l'envie d'uriner.

9. Adoptez une routine :
Manger à des heures régulières peut aider à synchroniser votre horloge biologique, favorisant ainsi un sommeil régulier.

Bien manger pour bien dormir ne se résume pas à un seul aliment magique ou à un régime spécifique. Il s'agit de trouver un équilibre qui convient à votre corps, de prêter attention à la façon dont différents aliments affectent votre sommeil et de faire des ajustements en conséquence.

Chapitre 15 :
LE RÔLE DU SPORT ET DE L'EXERCICE

Comment l'activité physique influence-t-elle le sommeil ?

L'activité physique et le sommeil entretiennent une danse harmonieuse, chacun influençant l'autre de manière subtile et profonde. Lorsque nous bougeons, que ce soit en marchant, en courant ou en pratiquant du yoga, nos corps ressentent un certain type de fatigue, une bonne fatigue. Cette fatigue est un signal envoyé à notre cerveau indiquant qu'il est temps de se reposer et de se régénérer.

Le processus est fascinant. L'exercice stimule la production d'adénosine, une substance chimique dans le cerveau qui favorise le sentiment de somnolence. Plus nous sommes actifs, plus nous produisons d'adénosine, ce qui aide naturellement à réguler notre cycle veille-sommeil. En parallèle, l'activité physique augmente la durée du sommeil profond, cette phase cruciale du sommeil où le corps se répare et se régénère.

Mais ce n'est pas tout. L'activité physique peut également aider à synchroniser notre horloge biologique interne, ou rythme circadien. L'exposition à la lumière naturelle lors d'exercices en extérieur, par exemple, aide à calibrer ce rythme, ce qui nous aide à nous endormir plus naturellement le soir venu. Cela dit, il est important de noter que le timing de l'exercice joue également un rôle. Alors que l'exercice matinal ou de l'après-midi peut être bénéfique pour la qualité du sommeil, l'exercice intense en soirée pourrait potentiellement perturber le sommeil pour certains, car il peut augmenter la température du corps et la production de cortisol, l'hormone du stress.

Il est également intéressant de noter que le sommeil améliore la performance physique. Un sommeil de qualité est essentiel pour la récupération musculaire, la consolidation de la mémoire motrice, et la régulation des hormones qui influencent l'énergie et la performance.

Alors, imaginez un cercle vertueux : en s'exerçant régulièrement, on améliore la qualité de son sommeil. Et avec un sommeil de meilleure qualité, on est plus apte à s'engager dans une activité physique le lendemain. Cette interrelation suggère une synergie profonde entre mouvement et repos, entre effort et récupération, faisant de l'activité physique un allié précieux pour tous ceux qui cherchent à optimiser la qualité de leur sommeil.

Les meilleurs sports pour ceux qui souffrent d'apnée du sommeil.

L'apnée du sommeil est un trouble respiratoire du sommeil qui peut avoir des conséquences importantes sur la santé. L'exercice régulier est l'une des recommandations pour gérer cette condition. Il peut aider à améliorer la qualité du sommeil, à réduire la gravité des symptômes, et à minimiser d'autres complications associées à l'apnée du sommeil. Voici une liste de sports et d'activités recommandées pour ceux qui souffrent d'apnée du sommeil, ainsi que leurs bienfaits spécifiques :

- **La marche rapide :** C'est un excellent point de départ pour beaucoup, car c'est une activité douce mais efficace qui peut aider à la perte de poids (un facteur de risque majeur pour l'apnée du sommeil) et à améliorer la circulation sanguine.
- **La natation :** Elle offre un exercice aérobique qui renforce le cœur et les poumons sans mettre de stress sur les articulations. De plus, l'exercice de la

respiration lors de la nage peut renforcer les muscles utilisés pour respirer et aider à ouvrir les voies respiratoires.

- **Le yoga :** Avec ses exercices de respiration profonde, il peut aider à améliorer la capacité pulmonaire et à renforcer les muscles respiratoires. Les postures de yoga peuvent également aider à ouvrir les voies respiratoires et à favoriser la relaxation, essentielle pour un sommeil de qualité.

- **Les sports d'endurance :** Comme le cyclisme, la course à pied, ou le rameur, ils améliorent la santé cardiovasculaire, renforcent les poumons, et peuvent aider à la perte de poids.

- **Les exercices de musculation :** Ils ne sont pas seulement pour le renforcement musculaire. Une routine de musculation bien équilibrée peut également favoriser la perte de graisse, améliorant ainsi les symptômes d'apnée du sommeil pour ceux qui sont en surpoids.

- **Les sports d'équipe :** Comme le basketball, le football ou le volley-ball, ils peuvent non seulement améliorer la condition physique, mais également favoriser la socialisation et le bien-être mental, qui peuvent être affectés par l'apnée du sommeil.

- **Exercices de respiration et de contrôle de la voix, comme le chant :** Bien que cela puisse sembler contre-intuitif, des études ont suggéré que le chant peut aider à renforcer les muscles de la gorge, réduisant ainsi le risque d'affaissement et d'obstruction des voies respiratoires pendant le sommeil.

Il est important de se rappeler que chaque individu est différent. Ce qui fonctionne pour une personne peut ne pas être idéal pour une autre. Avant de commencer toute routine d'exercice, surtout si vous avez des conditions médicales sous-jacentes ou si vous n'avez pas été actif depuis un certain temps, il est recommandé de consulter un médecin. De plus, pour ceux qui souffrent d'apnée du sommeil, il peut être bénéfique de travailler avec un thérapeute du sommeil ou un spécialiste de la rééducation pulmonaire pour élaborer un plan d'exercice personnalisé.

Précautions et recommandations.

Lorsqu'on parle d'activité physique, en particulier pour ceux qui souffrent d'apnée du sommeil ou d'autres conditions médicales, il est impératif de prendre certaines précautions pour garantir une expérience d'exercice à la fois bénéfique et sécuritaire. Voici certaines précautions et recommandations à garder à l'esprit :

- **Consultation médicale préalable** : Avant de commencer tout programme d'exercice, il est essentiel de consulter un médecin, en particulier si vous avez des antécédents médicaux, des douleurs ou des inquiétudes spécifiques. Ils peuvent fournir des directives adaptées à vos besoins individuels.
- **Commencer lentement** : Si vous n'avez pas été actif pendant un certain temps, il est crucial de commencer progressivement et d'augmenter l'intensité de votre activité au fil du temps pour éviter les blessures.
- **Restez hydraté** : L'hydratation est la clé pour soutenir la fonction musculaire et cardiaque pendant l'exercice. Assurez-vous de boire suffisamment avant, pendant et après l'activité physique.
- **Écoutez votre corps** : Si vous ressentez une douleur, une gêne ou une fatigue excessive, il est essentiel d'arrêter l'exercice et de se reposer. Ne poussez jamais votre corps au-delà de ses limites.
- **Évitez la consommation excessive de caféine ou d'alcool** : Ces substances peuvent perturber le

sommeil et augmenter le risque d'apnée du sommeil. De plus, ils peuvent affecter la performance pendant l'exercice.

- **Planifiez vos séances d'entraînement :** Essayez d'éviter les exercices intenses juste avant de vous coucher, car cela peut perturber le sommeil. Optez plutôt pour des séances d'exercice en matinée ou en début de soirée.

- **Réchauffement et refroidissement :** Commencez chaque séance d'entraînement par un échauffement pour préparer vos muscles et terminez avec des étirements pour aider à la récupération.

- **Choisir le bon équipement :** Utilisez des chaussures et des vêtements adaptés à l'activité choisie pour éviter les blessures et maximiser les bénéfices.

- **Atmosphère d'exercice :** Si vous faites de l'exercice à l'extérieur, soyez conscient des conditions météorologiques. Protégez-vous du soleil, évitez les heures les plus chaudes de la journée, et habillez-vous en conséquence lorsqu'il fait froid.

- **Informez votre entourage :** Si vous souffrez d'apnée du sommeil ou d'autres problèmes de santé, assurez-vous que votre partenaire d'exercice, votre coach ou les membres du gymnase soient informés de votre condition.

- **Considérez un moniteur de fréquence cardiaque :** Cela peut vous aider à vous assurer que vous travaillez dans une plage sécuritaire et efficace.

- **Alimentation post-entraînement :** Mangez un repas équilibré après l'exercice pour aider à la récupération et au renouvellement musculaire.

En gardant ces précautions et recommandations à l'esprit, vous pouvez vous assurer d'une approche d'exercice qui non seulement améliore votre santé globale mais contribue également à gérer et potentiellement réduire les symptômes de l'apnée du sommeil.

Chapitre 16 :
COMPRENDRE LES COMORBIDITÉS

Les maladies cardiovasculaires : hypertension, arythmie et apnée.

Le sommeil, souvent perçu comme une parenthèse douce dans le tumulte de nos journées, joue un rôle crucial dans le bon fonctionnement de notre corps, et en particulier de notre système cardiovasculaire. Lorsque le sommeil est perturbé, comme c'est le cas avec l'apnée du sommeil, cela peut avoir des répercussions non négligeables sur la santé cardiaque.

L'apnée du sommeil est caractérisée par des arrêts respiratoires répétés pendant le sommeil, ce qui entraîne une baisse de l'apport en oxygène. Cette situation génère un stress pour le cœur, qui doit travailler davantage pour compenser ce manque d'oxygène.

- **Hypertension :** L'une des conséquences les plus courantes de l'apnée du sommeil est l'hypertension artérielle ou haute pression. Ces arrêts respiratoires provoquent des fluctuations de la pression artérielle pendant la nuit, ce qui peut, à long terme, entraîner une hypertension persistante même pendant la journée. Cette condition est d'autant plus dangereuse qu'elle est souvent silencieuse et peut conduire à d'autres complications cardiaques.
- **Arythmie :** Le cœur, ce muscle toujours en action, a besoin d'un rythme régulier pour fonctionner efficacement. L'apnée du sommeil, par ses interruptions répétées, peut perturber ce rythme, augmentant le risque d'arythmies comme la fibrillation

auriculaire, où le cœur bat de manière irrégulière et souvent rapide.

- **Autres maladies cardiovasculaires :** Les conséquences de l'apnée du sommeil ne s'arrêtent pas à l'hypertension et aux arythmies. Elle est également associée à d'autres affections cardiaques, comme l'insuffisance cardiaque, les maladies coronariennes et même les accidents vasculaires cérébraux (AVC).

Le lien entre l'apnée du sommeil et ces troubles cardiovasculaires n'est pas seulement une coïncidence. Les baisses répétées des niveaux d'oxygène durant la nuit entraînent une inflammation chronique, une surproduction de certaines hormones et une surcharge du système nerveux sympathique, autant de facteurs qui mettent le cœur à rude épreuve.

Ainsi, il est crucial pour toute personne présentant des symptômes d'apnée du sommeil, comme des ronflements forts, des pauses respiratoires nocturnes ou une fatigue diurne excessive, de consulter un spécialiste. Un diagnostic précoce et une prise en charge adaptée peuvent prévenir les complications cardiovasculaires associées et améliorer la qualité de vie.

Prendre soin de son cœur, c'est aussi veiller sur son sommeil. Dans cet entrelacement intime entre le repos nocturne et le système cardiovasculaire, chaque battement compte, chaque respiration est précieuse.

Diabète et apnée du sommeil.

La danse subtile entre le sommeil et le métabolisme prend toute son importance quand on évoque les connexions entre l'apnée du sommeil et le diabète. Ce duo complexe, en interaction constante, influe profondément sur la qualité de vie et le bien-être des individus concernés.

L'**apnée du sommeil**, caractérisée par des pauses respiratoires récurrentes pendant le sommeil, conduit à une perturbation de l'oxygénation du sang. Ces interruptions, outre leurs conséquences cardiaques, peuvent influer sur le métabolisme du glucose et sur la régulation de l'insuline. En effet, plusieurs études ont établi un lien direct entre une mauvaise qualité de sommeil due à l'apnée et une résistance accrue à l'insuline. La résistance à l'insuline est un état où les cellules de l'organisme ne répondent plus adéquatement à l'insuline, l'hormone qui régule le taux de sucre dans le sang. Cette situation est le prélude au **diabète de type 2**.

Alors, comment cette perturbation du sommeil peut-elle influer sur le métabolisme du glucose?

- **Stress oxydatif et inflammation** : Les interruptions constantes de la respiration durant le sommeil engendrent une réduction de l'oxygénation des tissus, provoquant stress oxydatif et inflammation. Ces deux facteurs jouent un rôle central dans la résistance à l'insuline.
- **Déséquilibre hormonal** : Une mauvaise qualité de sommeil peut perturber l'équilibre des hormones qui régulent l'appétit et le métabolisme, comme la leptine et la ghréline. Ce déséquilibre hormonal peut mener à une prise de poids, un facteur de risque du diabète de type 2.
- **Perturbation du système nerveux sympathique** : L'apnée du sommeil, par ses pauses respiratoires, active le système nerveux sympathique, ce qui peut conduire à une augmentation de la glycémie.

L'interaction entre l'apnée du sommeil et le diabète est si étroite que bon nombre de personnes atteintes de diabète de type 2 découvrent qu'elles souffrent également d'apnée du sommeil. Inversement, un grand nombre de patients diagnostiqués avec une apnée du sommeil sévère présentent une résistance à l'insuline, même en l'absence de diabète.

Face à ce tableau, la prise en charge est essentielle. Un traitement efficace de l'apnée du sommeil, tel que la ventilation en pression positive continue (PPC), peut améliorer la sensibilité à l'insuline et stabiliser les taux de glucose sanguin. Ainsi, la surveillance du sommeil devient une étape cruciale dans la gestion globale du diabète.

L'harmonie entre le repos et la santé métabolique est un équilibre délicat. Veiller à la qualité de son sommeil, c'est aussi prendre soin de son métabolisme et préserver sa santé.

Les troubles de l'humeur : dépression, anxiété et leur lien avec l'apnée.

Disséquer les liens entre l'apnée du sommeil et les troubles de l'humeur nous plonge dans une relation fascinante entre le corps et l'esprit. Tout comme une mélodie peut évoquer une multitude d'émotions, le sommeil, dans sa profondeur et ses perturbations, peut avoir des répercussions significatives sur notre santé mentale.

L'apnée du sommeil, avec ses interruptions respiratoires caractéristiques pendant le sommeil, prive le cerveau et le corps d'oxygène essentiel. Cette privation peut avoir des conséquences sur le système nerveux et hormonal, qui régulent nos émotions et notre humeur. Et il ne s'agit pas simplement de la fatigue ou de l'irritabilité qui peut résulter d'une mauvaise nuit de sommeil. L'impact va bien au-delà.

La **dépression** est l'un des troubles de l'humeur les plus couramment associés à l'apnée du sommeil. Plusieurs études ont montré que les personnes souffrant d'apnée sont beaucoup plus susceptibles de présenter des symptômes dépressifs que celles qui dorment paisiblement. Des sentiments de désespoir, de tristesse persistante, une perte d'intérêt pour les activités quotidiennes, et même des pensées suicidaires peuvent être exacerbés ou, dans certains cas, déclenchés par une apnée non traitée.

L'anxiété, quant à elle, trouve aussi une résonance particulière avec l'apnée du sommeil. L'angoisse, les palpitations, une sensation d'étouffement ou une hyperactivité sont des symptômes qui peuvent être amplifiés par les arrêts respiratoires nocturnes. De plus, la crainte de s'endormir et de ne pas se réveiller ou l'appréhension de passer une autre nuit sans repos peuvent alimenter un cycle d'anxiété.

Alors, comment ces troubles de l'humeur sont-ils intrinsèquement liés à l'apnée?

- **Déséquilibre chimique** : L'apnée du sommeil peut perturber l'équilibre des neurotransmetteurs dans le cerveau, en particulier la sérotonine, souvent appelée "hormone du bonheur", ce qui peut provoquer ou aggraver des troubles dépressifs.
- **Perturbation du cycle circadien** : L'apnée du sommeil, en fragmentant le sommeil, peut perturber le rythme naturel du corps, exacerbant les problèmes d'humeur.
- **Stress physiologique** : Les pauses respiratoires répétées créent un stress pour l'organisme, augmentant la production de cortisol, l'hormone du stress, qui peut aggraver l'anxiété et la dépression.

Il est donc essentiel de reconnaître l'apnée du sommeil non seulement comme un trouble respiratoire, mais aussi comme un facteur potentiel dans les troubles de l'humeur. Heureusement, le traitement de l'apnée, comme la ventilation en pression positive continue (PPC), peut souvent atténuer, voire résoudre, ces symptômes associés. Lorsqu'on parle de bien-être, le sommeil et l'humeur sont comme deux notes complémentaires d'une même mélodie. En veillant sur l'un, on prend soin de l'autre, orchestrant ainsi une harmonie intérieure qui nous permet de vivre pleinement chaque jour.

Chapitre 17 :
LES ALTERNATIVES THÉRAPEUTIQUES

La chiropractie, l'acupuncture et l'apnée du sommeil.

La recherche de solutions pour traiter l'apnée du sommeil s'étend au-delà des traitements médicaux traditionnels. La chiropractie et l'acupuncture sont deux approches alternatives qui ont suscité l'intérêt de ceux qui souffrent de cette affection. Mais comment ces méthodes peuvent-elles interférer avec l'apnée du sommeil ? Plongeons-nous dans cette exploration fascinante du croisement entre médecine traditionnelle et approches alternatives.

La chiropractie se concentre principalement sur le diagnostic et le traitement des troubles musculo-squelettiques, en particulier ceux de la colonne vertébrale. La philosophie sous-jacente est que l'alignement approprié de la structure du corps, en particulier de la colonne vertébrale, permettra au corps de se guérir lui-même sans chirurgie ni médicaments. En relation avec l'apnée du sommeil :

- **Alignement cervical** : Certains chiropraticiens pensent que l'apnée du sommeil peut être influencée par des problèmes d'alignement dans la région cervicale. Une correction de ces désalignements pourrait aider à ouvrir les voies respiratoires.
- **Techniques de relaxation** : En libérant la tension musculaire, certaines techniques chiropratiques pourraient aider à améliorer la respiration pendant le sommeil.

L'acupuncture, une composante clé de la médecine traditionnelle chinoise, implique l'insertion de fines aiguilles à des points spécifiques du corps. Il est souvent utilisé pour soulager la douleur, mais il a une gamme d'applications beaucoup plus large. Dans le contexte de l'apnée du sommeil :

- **Équilibrage de l'énergie** : L'apnée du sommeil pourrait être liée, du point de vue de l'acupuncture, à un déséquilibre de l'énergie (ou Qi) dans le corps. L'acupuncture vise à rétablir cet équilibre.
- **Relaxation musculaire** : Comme pour la chiropractie, l'acupuncture pourrait aider à détendre les muscles autour des voies respiratoires, ce qui pourrait faciliter la respiration pendant le sommeil.
- **Réduction du stress et de l'anxiété** : L'acupuncture est également reconnue pour aider à réduire le stress et l'anxiété, deux facteurs qui peuvent exacerber l'apnée du sommeil.

Bien que ces deux méthodes offrent une perspective intéressante sur le traitement de l'apnée du sommeil, il est essentiel de noter que les études et les recherches dans ces domaines sont encore en cours. De plus, il est toujours recommandé de consulter un professionnel de santé avant d'essayer une nouvelle forme de traitement.

Pour ceux qui cherchent à combiner des traitements traditionnels et alternatifs, la chiropractie et l'acupuncture peuvent offrir une approche complémentaire pour aborder l'apnée du sommeil sous un nouvel angle, tout en favorisant une meilleure santé globale.

Les bienfaits de la relaxation et de la méditation.

La relaxation et la méditation, bien que souvent utilisées de manière interchangeable, sont en réalité deux concepts distincts, chacun offrant ses propres bienfaits pour la santé et le bien-être. Lorsqu'elles sont intégrées à la vie quotidienne, ces pratiques peuvent apporter une multitude de bénéfices, allant du soulagement du stress à une amélioration de la qualité du sommeil. Explorons ensemble la richesse de ces techniques ancestrales qui ont trouvé leur place dans notre monde moderne trépidant.

La **relaxation** est l'art d'amener le corps et l'esprit à un état de calme et de tranquillité. Elle peut être obtenue par des techniques telles que la respiration profonde, la relaxation musculaire progressive ou même l'écoute de la musique apaisante. Les bienfaits de la relaxation comprennent :

- **Réduction du stress** : La relaxation aide à réduire les niveaux de cortisol, une hormone liée au stress, favorisant ainsi une sensation de calme et de paix intérieure.
- **Amélioration de la qualité du sommeil** : En calmant l'esprit et en relâchant les tensions physiques, la relaxation peut faciliter l'endormissement et améliorer la qualité globale du sommeil.
- **Diminution de la tension musculaire** : En focalisant l'attention sur la détente musculaire, on peut réduire les douleurs et les inconforts associés à la tension chronique.
- **Meilleure digestion** : Un esprit détendu favorise un système digestif en bonne santé, réduisant ainsi les troubles tels que la constipation ou les ballonnements.

La **méditation**, quant à elle, est une pratique ancestrale qui consiste à focaliser son esprit, souvent en se concentrant sur une pensée ou une activité spécifique, pour entraîner l'attention et la conscience, et atteindre un état de clarté mentale et d'équilibre émotionnel. Ses avantages sont vastes et comprennent :

- **Équilibre émotionnel** : La méditation peut aider à réguler les émotions, réduisant ainsi les épisodes d'anxiété, de dépression ou d'irritabilité.
- **Renforcement de la concentration** : En pratiquant la focalisation de l'esprit, la méditation peut améliorer la concentration et la clarté mentale au quotidien.
- **Réduction de l'inflammation** : Certaines études suggèrent que la méditation peut réduire les marqueurs d'inflammation dans le corps, bénéfique pour la santé globale.
- **Amélioration de la créativité** : La méditation peut stimuler des zones du cerveau associées à la créativité, ouvrant la voie à de nouvelles idées et perspectives.

Enfin, il est fascinant de noter que la relaxation et la méditation, lorsqu'elles sont combinées, peuvent amplifier mutuellement leurs effets bénéfiques. Par exemple, la méditation guidée, qui utilise à la fois des éléments de méditation et de relaxation, est une méthode puissante pour apporter à la fois la paix intérieure et le bien-être physique.

Dans un monde où le rythme effréné est la norme, se réserver du temps pour la relaxation et la méditation n'est pas un luxe, mais une nécessité. Ces moments précieux de calme et de connexion intérieure offrent une oasis de sérénité, renforçant la résilience face aux défis de la vie quotidienne.

Les huiles essentielles et les approches naturelles.

Les huiles essentielles sont des extraits concentrés obtenus à partir de plantes, notamment leurs feuilles, écorces, racines et fleurs. Depuis des siècles, ces huiles ont été valorisées pour leurs propriétés thérapeutiques dans différentes cultures à travers le monde. Aujourd'hui, elles font partie intégrante de l'aromathérapie, une forme de médecine alternative qui utilise les huiles essentielles pour améliorer le bien-être physique et émotionnel. Combinées à d'autres approches naturelles, elles peuvent offrir une palette de solutions pour différents maux, y compris les troubles du sommeil comme l'apnée.

- **Lavande** : Probablement la plus populaire des huiles essentielles pour le sommeil, la lavande est reconnue pour ses propriétés apaisantes et relaxantes. Une étude a même montré qu'elle peut augmenter la durée du sommeil profond et réduire le temps d'éveil nocturne.
- **Camomille romaine** : Cette huile est connue pour ses effets calmants sur l'esprit, et elle est souvent utilisée pour combattre l'insomnie et d'autres troubles du sommeil.
- **Ylang-ylang** : Cette huile florale a des propriétés relaxantes qui peuvent aider à combattre le stress et l'anxiété, deux facteurs qui peuvent perturber le sommeil.
- **Cèdre** : Il est dit que cette huile induit un effet calmant sur l'esprit et favorise un sommeil réparateur.
- **Eucalyptus** : Bien qu'elle soit surtout connue pour ses propriétés décongestionnantes, elle peut également aider à détendre les muscles, facilitant ainsi une bonne nuit de sommeil.

Outre l'aromathérapie, d'autres **approches naturelles** peuvent être associées pour améliorer la qualité du sommeil :

- **Tisanes**: Les infusions de camomille, de valériane ou de passiflore sont souvent recommandées pour favoriser le sommeil.
- **Suppléments à base de plantes** : Des remèdes tels que la valériane, le houblon ou la mélisse peuvent aider à calmer l'esprit et à préparer le corps au repos.
- **Techniques de relaxation** : La méditation guidée, la respiration profonde ou le yoga peuvent être des outils précieux pour se détendre avant le coucher.
- **Bains chauds** : Prendre un bain chaud avec quelques gouttes d'huile essentielle de lavande ou de camomille peut aider à se détendre avant d'aller au lit.

Il est toujours essentiel de noter que l'utilisation d'huiles essentielles et d'approches naturelles nécessite des connaissances et une certaine prudence. Il est conseillé de consulter un professionnel de la santé ou un aromathérapeute avant d'intégrer ces méthodes à sa routine, surtout si on souffre de conditions médicales spécifiques ou si on prend des médicaments.

Chapitre 18 :
IMPACT SUR LES RELATIONS
ET LA VIE SOCIALE

Comment l'apnée du sommeil affecte les relations intimes.

L'apnée du sommeil, au-delà de ses conséquences physiques et mentales directes, peut également avoir des répercussions notables sur la vie intime et les relations des personnes qui en souffrent. Voici une exploration fluide de la manière dont ce trouble du sommeil s'infiltre dans la chambre à coucher et affecte l'intimité des couples.

Lorsqu'on parle d'intimité dans une relation, on ne se réfère pas uniquement à l'aspect physique. L'intimité émotionnelle, la proximité et le partage sont tout aussi essentiels pour renforcer le lien entre deux personnes. L'apnée du sommeil, avec ses symptômes disruptifs et ses conséquences sur la qualité de vie, peut affecter ces aspects fondamentaux de l'intimité.

1. Perturbation du sommeil du partenaire: Les ronflements forts, caractéristiques de l'apnée du sommeil, peuvent perturber le sommeil du partenaire. Des nuits constamment interrompues peuvent entraîner de la fatigue, de l'irritabilité et du stress, ce qui peut générer des tensions dans la relation.

2. Baisse de libido: Les personnes atteintes d'apnée du sommeil éprouvent souvent une baisse de leur désir sexuel. La fatigue chronique, les changements hormonaux et une faible estime de soi peuvent contribuer à cette diminution de l'intérêt pour l'intimité physique.

3. Irritabilité et sautes d'humeur: La privation de sommeil et la perturbation des cycles de sommeil peuvent mener à une irritabilité accrue, des sautes d'humeur, voire à de la dépression. Ces changements d'humeur peuvent rendre les communications avec le partenaire plus tendues et moins affectueuses.

4. Évitements et éloignements: Certaines personnes, conscientes des perturbations qu'elles causent à leur partenaire, peuvent choisir de dormir dans une autre chambre. Bien que cela puisse sembler une solution temporaire, cela peut créer une distance physique et émotionnelle entre les partenaires à long terme.

5. Problèmes d'estime de soi: L'utilisation d'un appareil CPAP (un traitement courant pour l'apnée du sommeil) peut faire se sentir certaines personnes moins désirables ou gênées devant leur partenaire, influençant ainsi leur capacité à se connecter intimement.

Pour naviguer à travers ces défis, la communication est essentielle. Les couples doivent discuter ouvertement de leurs sentiments, de leurs préoccupations et de leurs besoins. La compréhension, la patience et la recherche conjointe de solutions, qu'il s'agisse d'ajustements dans la chambre à coucher ou de consultations médicales, peuvent aider à minimiser l'impact de l'apnée du sommeil sur la vie intime et à renforcer le lien entre les partenaires.

Communiquer avec ses proches : partager, comprendre, soutenir.

L'apnée du sommeil, comme de nombreux troubles de santé, ne se manifeste pas uniquement au niveau individuel ; elle a également des répercussions sur l'entourage de la personne concernée. La communication avec les proches devient alors un élément-clé pour créer un environnement d'entraide et de compréhension. Voici une exploration de l'importance de cette communication et des façons de la nourrir.

L'apnée du sommeil affecte la qualité du sommeil, ce qui entraîne, jour après jour, des symptômes tels que la fatigue, l'irritabilité, des problèmes de concentration, et bien d'autres. Ces manifestations peuvent, parfois, être mal interprétées ou incomprises par l'entourage, d'où l'importance de l'échange et du partage.

1. Briser le silence: Le premier pas est souvent le plus difficile. Il s'agit d'oser parler de son trouble, d'expliquer ce qu'est l'apnée du sommeil et comment elle affecte la vie quotidienne. Cette première étape permet de briser le tabou et d'ouvrir la voie à la compréhension mutuelle.

2. Partager ses émotions: Vivre avec l'apnée du sommeil peut engendrer des émotions variées : frustration, tristesse, anxiété, voire honte. En partageant ces émotions, on permet à l'entourage de saisir l'ampleur du vécu, de se montrer empathique et d'offrir un soutien adapté.

3. Éduquer et informer: Fournir des informations précises et accessibles sur l'apnée du sommeil permet d'éviter les idées reçues et d'offrir à l'entourage les clés pour comprendre ce trouble. Livres, articles, vidéos, il existe de nombreuses ressources pour éclairer ses proches.

4. Rechercher le soutien: Parfois, malgré les meilleures intentions, l'entourage peut se sentir dépassé ou impuissant. Dans ces moments, il peut être utile de solliciter des groupes de soutien ou des thérapeutes spécialisés pour guider la communication et faciliter la compréhension.

5. Célébrer les petites victoires: L'apnée du sommeil est un défi quotidien. Chaque pas vers une meilleure qualité de sommeil, chaque ajustement réussi dans la routine, est une victoire qui mérite d'être célébrée. Partager ces moments positifs renforce le sentiment de complicité et d'encouragement mutuel.

6. Créer des espaces d'écoute: La communication n'est pas unidirectionnelle. Il est aussi essentiel d'écouter les préoccupations, les questions, voire les frustrations de l'entourage. Créer des moments dédiés à cet échange peut renforcer la connexion et la confiance entre les membres de la famille ou les amis.

La communication, lorsqu'elle est bienveillante, ouverte et honnête, devient un outil précieux pour naviguer à travers les défis que pose l'apnée du sommeil. Elle crée un pont de compréhension et de soutien entre la personne concernée et son entourage, renforçant les liens et la solidarité face à ce trouble.

Les répercussions sur la vie professionnelle.

L'apnée du sommeil, si elle n'est pas correctement traitée, peut avoir des conséquences notables sur la vie professionnelle. Alors que le travail occupe une grande partie de notre vie, tout déséquilibre dans notre état de santé, en particulier celui lié au sommeil, peut impacter notre efficacité, notre humeur et notre relation avec les collègues. Voici une exploration des différentes répercussions de l'apnée du sommeil sur la sphère professionnelle :

1. Baisse de la productivité : La fatigue chronique, conséquence directe de l'apnée du sommeil, peut mener à une baisse de la productivité. Les tâches qui étaient autrefois simples peuvent devenir laborieuses. La concentration est souvent érodée, rendant la réalisation des tâches plus lente et moins précise.

2. Problèmes de concentration : L'apnée du sommeil peut affecter la capacité de se concentrer, ce qui peut conduire à des erreurs, parfois graves, surtout dans les professions où la précision et l'attention sont cruciales.

3. Irritabilité : Le manque de sommeil réparateur peut engendrer une irritabilité accrue. Cela peut conduire à des tensions avec les collègues, une moins bonne gestion du stress et des difficultés dans les interactions professionnelles.

4. Absentéisme : Les personnes souffrant d'apnée du sommeil non traitée peuvent avoir tendance à s'absenter plus fréquemment, que ce soit à cause de rendez-vous médicaux ou de la fatigue extrême.

5. Risque accru d'accidents : Dans les professions nécessitant l'utilisation de machines ou la conduite de véhicules, la fatigue et la somnolence peuvent augmenter le risque d'accidents, mettant en danger le travailleur et ceux qui l'entourent.

6. Difficultés de prise de décision : Un cerveau fatigué peut avoir du mal à prendre des décisions rapides et efficaces, ce qui est crucial dans de nombreuses professions.

7. Impact sur la croissance professionnelle : Les symptômes liés à l'apnée du sommeil peuvent être interprétés à tort comme un manque d'intérêt ou d'engagement envers le travail. Cela peut limiter les opportunités de promotion ou d'avancement.

8. Troubles de l'humeur : Au-delà de l'irritabilité, l'apnée du sommeil non traitée peut être associée à des troubles de l'humeur tels que la dépression ou l'anxiété, qui peuvent à leur tour affecter la performance professionnelle et les relations de travail.

Face à ces défis, il est essentiel pour ceux qui souffrent d'apnée du sommeil de rechercher un traitement adéquat et de communiquer avec leur employeur ou leurs collègues sur leur condition, si nécessaire. Avec le soutien approprié, les ajustements et les aménagements nécessaires peuvent être mis en place, permettant à la personne atteinte de continuer à exceller dans sa carrière tout en gérant sa santé.

Chapitre 19 :
MYTHES ET RÉALITÉS
AUTOUR DE L'APNÉE DU SOMMEIL

Démystifier les idées reçues.

L'apnée du sommeil, comme bien d'autres affections médicales, est entourée de mythes et de malentendus. Il est essentiel de démystifier ces idées reçues pour offrir une compréhension claire de la condition et promouvoir une prise en charge efficace. Voici quelques-unes des idées reçues les plus courantes sur l'apnée du sommeil et les faits qui les contredisent :

1. Idée reçue : Seuls les hommes âgés et en surpoids souffrent d'apnée du sommeil.
La vérité : Bien que le risque soit plus élevé chez les hommes âgés avec un surplus de poids, l'apnée du sommeil peut toucher n'importe qui : femmes, enfants, personnes minces.
2. Idée reçue : L'apnée du sommeil n'est pas si grave; c'est juste du ronflement.
La vérité : L'apnée du sommeil est une affection sérieuse qui peut entraîner des complications comme l'hypertension, les maladies cardiaques et même le diabète si elle n'est pas traitée.
3. Idée reçue : Si je n'ai pas sommeil pendant la journée, je n'ai pas d'apnée du sommeil.
La vérité : Même si la somnolence diurne est un symptôme courant, tout le monde ne la ressent pas. D'autres symptômes peuvent inclure des maux de tête matinaux, des troubles de la concentration, ou une humeur dépressive.

4. Idée reçue : Les machines CPAP sont inconfortables et bruyantes.

La vérité : Les technologies CPAP ont évolué. Les appareils modernes sont plus silencieux, et il existe de nombreux styles de masques pour trouver celui qui convient le mieux à chaque individu.

5. Idée reçue : L'alcool ou les somnifères aideront à mieux dormir si on a une apnée.

La vérité : Ces substances peuvent en réalité aggraver l'apnée du sommeil en relaxant davantage les muscles de la gorge.

6. Idée reçue : L'apnée du sommeil est uniquement due à une anomalie anatomique.

La vérité : Si une étroitesse de la gorge ou des amygdales agrandies peuvent jouer un rôle, d'autres facteurs comme la génétique, l'obésité ou certaines habitudes (tabagisme, consommation d'alcool) peuvent aussi contribuer à l'apnée.

7. Idée reçue : L'apnée du sommeil est toujours bruyante.

La vérité : Bien que le ronflement soit fréquent, certaines personnes peuvent avoir une forme silencieuse d'apnée où elles cessent simplement de respirer brièvement.

Démystifier ces idées reçues est crucial pour une meilleure reconnaissance, un diagnostic précis et une gestion efficace de l'apnée du sommeil. Se baser sur des informations factuelles permet aux patients et à leurs proches de prendre des décisions éclairées concernant leur santé.

Qu'est-ce qui est vrai ?
Qu'est-ce qui ne l'est pas ?

Distinguer le vrai du faux est une démarche essentielle, notamment dans une époque où l'information circule à une vitesse sans précédent grâce aux médias sociaux et à internet. Dans de nombreux domaines, de la santé à la science en passant par la politique et la culture, nous sommes constamment confrontés à des affirmations qui nécessitent un examen critique. Voici quelques étapes à suivre pour démêler le vrai du faux :

- **Vérifiez la source :** D'où provient l'information ? Est-ce un média reconnu pour son sérieux et son impartialité ? Les sources d'information fiables citent généralement leurs sources et se basent sur des faits vérifiés.
- **Recherchez la corroboration :** Si une information est vraie, elle sera généralement rapportée par plusieurs sources indépendantes. Vérifiez si d'autres médias fiables rapportent la même chose.
- **Faites preuve de scepticisme :** Interrogez-vous toujours sur la véracité d'une information avant de la considérer comme vraie. Demandez-vous qui bénéficierait de la diffusion de cette information. Y a-t-il un biais possible ?
- **Évitez les biais de confirmation :** Nous avons tous tendance à chercher et à croire des informations qui confirment ce que nous pensons déjà. Essayez d'examiner les faits objectivement, même s'ils vont à l'encontre de vos croyances.
- **Vérifiez les faits :** Il existe de nombreux sites de vérification des faits qui peuvent vous aider à déterminer la véracité d'une affirmation.
- **Examinez les détails :** Souvent, le diable est dans les détails. Une affirmation peut contenir un grain de vérité mais être présentée de manière trompeuse ou hors contexte.
- **Posez des questions :** Si quelque chose semble trop beau ou trop scandaleux pour être vrai, c'est peut-être le cas. Posez des questions et faites des recherches supplémentaires.

- **Éduquez-vous :** Plus vous en savez sur un sujet, plus il vous sera facile de discerner le vrai du faux. Cela peut impliquer de lire des livres, d'assister à des conférences, de suivre des cours ou simplement de discuter avec des experts.
- **Restez ouvert d'esprit :** Même si vous découvrez que quelque chose que vous croyiez vrai est en fait faux, restez ouvert à l'apprentissage et à la rectification de vos croyances.
- **Partagez de manière responsable :** Avant de partager une information, surtout sur les médias sociaux, assurez-vous de sa véracité. La diffusion d'informations erronées, même de bonne foi, peut avoir des conséquences néfastes.

Distinguer le vrai du faux nécessite du temps, de l'effort et de la vigilance. Mais c'est essentiel pour être bien informé, prendre des décisions éclairées et contribuer de manière constructive au discours public.

Comment s'informer correctement.

S'informer correctement est un art qui nécessite discernement, curiosité et une certaine rigueur. À l'ère numérique, nous sommes submergés par une avalanche d'informations. Des fils d'actualités aux chaînes d'information en continu, il peut être difficile de distinguer le factuel de l'erroné ou de l'orienté. Voici comment naviguer habilement dans ce dédale informatif.

Tout commence par le choix de ses sources. Privilégiez celles qui sont reconnues pour leur sérieux, leur objectivité et leur transparence. Un journal ou une chaîne de télévision qui a pignon sur rue depuis des années aura généralement plus de crédibilité qu'un blog obscur ou un compte de médias sociaux sans références claires. Cependant, il est tout aussi crucial de diversifier ces sources pour obtenir une perspective plus équilibrée. Ne vous en tenez pas à une seule voix ou à un seul point de vue. Lisez à droite, lisez à gauche, consultez les médias locaux, nationaux et internationaux.

Une fois que vous avez sélectionné vos sources, posez-vous des questions critiques sur ce que vous lisez ou entendez. Qui est l'auteur de cette information ? Quels sont ses intérêts ? Y a-t-il des éléments de l'histoire qui sont omis ou qui sont mis en avant ? Cette capacité à analyser et à questionner est essentielle pour ne pas se laisser influencer par des informations biaisées ou incomplètes.

Il est également judicieux d'utiliser les outils modernes à notre disposition. De nombreux sites web se consacrent à la vérification des faits. Si une histoire semble incroyable ou si elle provoque une réaction émotionnelle forte, prenez un moment pour la vérifier. La vérification des faits n'est pas seulement l'apanage des journalistes ; c'est une compétence que tout citoyen devrait développer.

Aussi, gardez à l'esprit le contexte. Une information peut être vraie en soi, mais si elle est présentée hors contexte, elle peut être trompeuse. Essayez toujours de comprendre le tableau d'ensemble et la nuance derrière les gros titres.
Enfin, s'informer correctement implique aussi de savoir quand prendre du recul. La consommation constante d'informations peut être épuisante et anxiogène. Prenez le temps de déconnecter, de réfléchir et de discuter avec des amis, des collègues ou des experts pour mieux comprendre et assimiler l'information.

S'informer n'est pas seulement une question de consommation passive, c'est un processus actif qui demande discernement, réflexion et engagement.

Chapitre 20 :
LE RÔLE DE LA GÉNÉTIQUE
ET DES ANTÉCÉDENTS FAMILIAUX

Peut-on hériter de l'apnée du sommeil ?

L'apnée du sommeil est une affection complexe influencée par de nombreux facteurs, dont certains sont génétiques. Il est donc pertinent de se demander si l'apnée du sommeil peut être « héritée".

Il existe des preuves suggérant qu'il y a une composante génétique à l'apnée du sommeil, en particulier l'apnée obstructive du sommeil (AOS), qui est la forme la plus courante. Des études ont montré que les personnes ayant des antécédents familiaux d'AOS sont plus susceptibles d'en souffrir elles-mêmes. Cependant, il est important de noter que plusieurs gènes peuvent être impliqués, et leur influence individuelle est probablement modeste.

Outre la génétique, d'autres facteurs augmentent le risque de développer une AOS, notamment l'obésité, le sexe masculin, l'âge, la consommation d'alcool, le tabagisme, et des caractéristiques anatomiques particulières, comme avoir un cou épais ou une petite mâchoire. La présence de ces facteurs de risque peut interagir avec la génétique pour augmenter la probabilité de développer une AOS.

De plus, bien que la génétique puisse jouer un rôle, les facteurs environnementaux et comportementaux ont également une influence majeure sur l'apparition de cette maladie. Par exemple, une personne peut avoir une prédisposition génétique à l'apnée du sommeil, mais ne jamais la développer si elle maintient un poids santé tout au long de sa vie.

Bien qu'il puisse y avoir une prédisposition génétique à l'apnée du sommeil, l'héritabilité directe de la maladie est complexe et influencée par de nombreux autres facteurs. Si l'apnée du sommeil ou ses symptômes sont courants dans votre famille, il est judicieux d'en discuter avec un professionnel de la santé, surtout si vous présentez des symptômes évocateurs.

L'importance des antécédents familiaux dans le diagnostic.

La prise en compte des antécédents familiaux est un élément crucial dans le processus de diagnostic de nombreuses affections, dont l'apnée du sommeil. Voici pourquoi et comment elle joue un rôle dans le diagnostic de l'apnée du sommeil.

Les antécédents familiaux offrent une fenêtre sur les prédispositions génétiques d'un individu. En médecine, ils fournissent souvent des indices cruciaux pour identifier les risques potentiels pour la santé. Lorsqu'il s'agit de l'apnée du sommeil, savoir que des membres de la famille proche (comme les parents ou les frères et sœurs) souffrent ou ont souffert d'apnée du sommeil peut être un signe révélateur.

L'apnée du sommeil, en particulier l'apnée obstructive du sommeil (AOS), présente une certaine composante héréditaire. Bien que les mécanismes exacts ne soient pas entièrement compris, la recherche a identifié plusieurs gènes qui peuvent augmenter le risque de développer une AOS. Ces gènes peuvent influer sur des facteurs tels que la structure des voies respiratoires, le contrôle des muscles de la gorge, ou la manière dont le cerveau contrôle la respiration pendant le sommeil.

En outre, certaines caractéristiques anatomiques qui augmentent le risque d'AOS, comme une mâchoire étroite ou un palais mou proéminent, peuvent être héréditaires. Si ces traits sont communs dans une famille, il est possible qu'il y ait une prédisposition familiale à l'obstruction des voies respiratoires pendant le sommeil.

Néanmoins, il est essentiel de souligner que les antécédents familiaux ne sont qu'une pièce du puzzle. De nombreux facteurs de risque modifiables, tels que le poids, la consommation d'alcool, le tabagisme, et le mode de vie en général, jouent également un rôle crucial dans le développement de l'apnée du sommeil.

Lors de la consultation avec un médecin, fournir une histoire détaillée des antécédents familiaux peut aider à établir un diagnostic préliminaire, guider les décisions concernant les tests à effectuer, et informer les recommandations de traitement. Cela dit, un diagnostic définitif d'apnée du sommeil nécessitera généralement des études spécifiques du sommeil, comme une polysomnographie.

Comprendre les antécédents familiaux dans le contexte de l'apnée du sommeil met en lumière l'importance de l'interaction entre la génétique et l'environnement, et renforce la nécessité d'une évaluation complète lorsqu'un patient présente des symptômes évocateurs.

La recherche actuelle sur le sujet.

La recherche sur l'apnée du sommeil est un domaine dynamique, car elle vise à mieux comprendre cette pathologie, à améliorer le diagnostic, le traitement, et à étudier ses liens avec d'autres maladies. Voici un aperçu de certains axes de recherche actuels sur le sujet :

- **Liens avec d'autres maladies** : De nombreuses études se penchent sur les liens entre l'apnée du sommeil et d'autres maladies, notamment les maladies cardiovasculaires, le diabète, les troubles de l'humeur, les maladies neurodégénératives comme la maladie d'Alzheimer, et plus encore.
- **Avancées technologiques** : La recherche explore les nouvelles technologies pour mieux diagnostiquer et traiter l'apnée du sommeil. Cela inclut des dispositifs plus confortables et efficaces pour la PPC (pression positive continue), des capteurs plus sophistiqués pour la surveillance à domicile, et des applications pour suivre et améliorer la qualité du sommeil.
- **Approches thérapeutiques innovantes** : Outre les dispositifs traditionnels comme la PPC, la recherche examine des traitements alternatifs, tels que les stimulateurs nerveux pour activer les voies aériennes, les médicaments qui peuvent stimuler la respiration pendant le sommeil, et les interventions chirurgicales moins invasives.
- **Génétique de l'apnée du sommeil** : Les chercheurs s'intéressent aux prédispositions génétiques qui pourraient rendre certaines personnes plus susceptibles à l'apnée du sommeil. Cela pourrait conduire à des tests génétiques prédictifs et à des traitements plus ciblés.
- **Facteurs de risque modifiables** : La compréhension des facteurs de risque, comme l'obésité, la consommation d'alcool, ou la position du sommeil, peut conduire à des interventions préventives et à des recommandations de style de vie pour réduire le risque d'apnée du sommeil.
- **Apnée du sommeil chez les populations spécifiques** : Des études se concentrent sur l'apnée du sommeil chez les enfants, les femmes enceintes,

ou les personnes âgées pour comprendre les particularités et les besoins spécifiques de ces groupes.

- **Effets cognitifs et psychologiques** : L'impact de l'apnée du sommeil sur le cerveau, la cognition, l'humeur, et le bien-être est un domaine d'intérêt croissant. Les chercheurs cherchent à comprendre comment l'apnée du sommeil peut affecter la mémoire, la concentration, l'humeur, et même la santé mentale à long terme.
- **Prévention et sensibilisation** : La sensibilisation à l'apnée du sommeil est essentielle pour un diagnostic précoce et une prise en charge adéquate. Des programmes de sensibilisation et des outils éducatifs sont en développement pour mieux informer le grand public et les professionnels de santé.

La recherche sur l'apnée du sommeil est multidimensionnelle, alliant la médecine, la technologie, la psychologie, et la génétique pour offrir une compréhension holistique et des solutions innovantes à ce problème de santé publique.

Chapitre 21 :
VOYAGES, DÉPLACEMENTS ET APNÉE DU SOMMEIL

Comment gérer son traitement en voyage ?

Gérer son traitement de l'apnée du sommeil en voyage requiert une préparation minutieuse pour garantir une continuité des soins, quel que soit l'endroit où vous vous trouvez. Voici des conseils pour gérer votre traitement en voyage :

- Préparation du matériel :
    - **Emportez tout le nécessaire** : Assurez-vous d'avoir tous les composants de votre machine (PPC ou BiPAP), y compris les tubes, les masques, les filtres et les câbles d'alimentation.
    - **Adaptateur et convertisseur** : Si vous voyagez à l'international, assurez-vous d'avoir un adaptateur et un convertisseur de tension appropriés pour votre machine.
    - **Batteries de secours** : Envisagez d'emporter une batterie de secours pour votre appareil, surtout si vous voyagez dans des zones où les coupures d'électricité sont fréquentes ou si vous prévoyez des activités comme le camping.
- Transport de votre équipement :
    - **Sac de transport** : Utilisez un sac de transport spécifique pour votre machine, ce qui facilite le déplacement et la protection de l'équipement.

- **En avion** : La plupart des compagnies aériennes considèrent les machines PPC et BiPAP comme des dispositifs médicaux essentiels, donc elles ne comptent généralement pas dans la limite des bagages à main. Toutefois, vérifiez toujours la politique de la compagnie aérienne à l'avance.
- Documentations :
  - **Prescription médicale** : Ayez toujours sur vous une copie de votre prescription médicale pour votre machine. Cela peut être utile pour passer la sécurité de l'aéroport et en cas de besoin médical pendant votre voyage.
  - **Lettre du médecin** : Certaines destinations ou compagnies aériennes peuvent exiger une lettre de votre médecin expliquant la nécessité de l'appareil.
- À l'arrivée :
  - **Vérifiez votre équipement** : Une fois arrivé à votre destination, montez et testez votre machine pour vous assurer qu'elle fonctionne correctement.
  - **Choix de l'hébergement** : Assurez-vous que votre lieu d'hébergement dispose d'une prise de courant près du lit pour brancher votre appareil.
- Routine du sommeil :
  - **Gardez une routine** : Même en voyage, essayez de maintenir une routine de sommeil régulière pour garantir la meilleure qualité de sommeil possible.
  - **Gestion du décalage horaire** : Si vous voyagez à travers plusieurs fuseaux horaires, adaptez-vous progressivement au nouveau fuseau horaire pour minimiser les effets du décalage.

- Entretien :
  - **Nettoyage** : N'oubliez pas votre kit de nettoyage pour garder votre équipement propre pendant le voyage. Cela peut inclure des lingettes spécifiques, une petite bouteille de savon doux, et un chiffon.
- Soyez flexible :
  - **Adaptez-vous** : Même avec une préparation minutieuse, des imprévus peuvent survenir. Ayez toujours un plan B, que ce soit une batterie de secours, une alternative pour dormir ou une solution de rechange pour votre traitement.

Bien que voyager avec un traitement pour l'apnée du sommeil puisse sembler intimidant, une planification attentive garantira que vous puissiez profiter de votre voyage tout en prenant soin de votre santé.

Conseils pour dormir en avion ou en train.

Dormir en avion ou en train peut s'avérer un défi, surtout avec le bruit ambiant, l'espace restreint et les perturbations potentielles. Cependant, avec quelques préparations et astuces, il est possible de maximiser vos chances de trouver le sommeil et de vous réveiller reposé. Voici des conseils pour vous aider à mieux dormir lors de vos déplacements en avion ou en train :

- Choix de la place :
  - **Avion** : Optez pour un siège côté hublot qui vous offre une surface sur laquelle vous appuyer et évite d'être dérangé par un voisin souhaitant se lever. Les sièges à la sortie de

secours offrent souvent plus d'espace pour les jambes.

- **Train** : Si possible, réservez un compartiment couchette ou une place où vous pouvez vous étirer. Sinon, un siège près de la fenêtre est également préférable.

- Confort vestimentaire :
  - Portez des vêtements confortables et amples. Pensez à des chaussettes chaudes et à un pull léger, car les températures peuvent varier.

- Accessoires de sommeil :
  - **Masque pour les yeux** : Un masque peut aider à bloquer la lumière, surtout si vous voyagez pendant la journée.
  - Boules Quies ou casque à réduction de bruit : Ils atténuent le bruit ambiant.
  - **Coussin de voyage** : Un bon coussin cervical peut soutenir votre tête et éviter les douleurs au cou.

- Hydratation et nutrition :
  - Buvez de l'eau pour rester hydraté, mais évitez de trop boire pour minimiser les déplacements aux toilettes.
  - Évitez la caféine et l'alcool, car ils peuvent perturber le sommeil.
  - Mangez léger. Un repas lourd peut causer de l'inconfort.

- Créer une routine :
  - Tout comme à la maison, établir une petite routine avant de dormir (lire, écouter de la musique douce) peut signaler à votre corps qu'il est temps de se reposer.

- Positionnement :
  - Utilisez une ceinture ou un foulard pour fixer votre coussin de voyage à votre tête, évitant ainsi qu'il ne glisse.
  - Si l'espace le permet, étirez vos jambes de temps en temps.

- Limitez les distractions :
    - Si vous n'utilisez pas votre téléphone ou votre tablette pour vous détendre, mettez-les en mode avion pour éviter les distractions.
- Médicaments et aides au sommeil :
    - Si vous envisagez de prendre des somnifères ou des aides au sommeil, consultez d'abord un médecin et assurez-vous de les essayer à la maison avant le voyage.
- Gestion du décalage horaire :
    - Si vous voyagez à travers plusieurs fuseaux horaires, essayez de vous adapter à l'horaire de votre destination quelques jours avant le départ.
- Détendez-vous :
    - Des exercices de respiration profonde ou de méditation peuvent aider à relaxer le corps et l'esprit.
- Respectez les autres voyageurs :
    - Si vous utilisez une lumière pour lire, assurez-vous qu'elle ne dérange pas les autres. Utilisez des écouteurs si vous écoutez de la musique ou regardez un film.

Même si vous ne parvenez pas à dormir profondément, le fait de vous reposer, de fermer les yeux et de vous détendre peut aider à atténuer la fatigue du voyage.

Les précautions à prendre lors des déplacements.

Lorsque l'on voyage, en particulier si l'on souffre d'un trouble comme l'apnée du sommeil, il est crucial d'adopter certaines précautions pour assurer sa santé, son bien-être et profiter au maximum de son séjour. Voici une liste des précautions à considérer lors des déplacements :

- Médicaments et Traitements :
    - Gardez toujours vos médicaments essentiels et votre équipement (comme une machine PPC pour l'apnée du sommeil) dans votre bagage à main en cas de perte de bagages.
    - Conservez les ordonnances avec vous pour prouver la nécessité de vos médicaments ou équipements, en particulier lors des contrôles à l'aéroport.
    - Renseignez-vous sur la disponibilité et la compatibilité de vos médicaments dans le pays de destination.
- Alimentation :
    - Évitez de consommer de l'eau non traitée ou des aliments crus dans des régions où la salubrité est douteuse.
    - Privilégiez les aliments cuits et les boissons scellées ou bouillies.
- Vaccinations et santé :
    - Consultez un médecin ou une clinique de voyage pour connaître les vaccinations recommandées ou obligatoires pour votre destination.
    - Emportez une trousse de premiers soins de base contenant des antiseptiques, des pansements, des antalgiques, etc.
- Assurance voyage :
    - Souscrivez à une assurance voyage qui couvre les soins médicaux d'urgence, l'évacuation et les retours inattendus.
- Connaissance du lieu :
    - Renseignez-vous sur votre destination : sécurité, coutumes locales, lois, climat, etc. Cela vous permettra de vous adapter rapidement et d'éviter des situations inconfortables ou dangereuses.

- Équipement spécialisé :
  - Si vous utilisez une machine PPC, assurez-vous d'avoir un adaptateur de prise et un convertisseur de tension pour le pays de destination. Pensez aussi à une batterie de secours.
- Hydratation :
  - Buvez beaucoup d'eau pendant le voyage, surtout en avion où l'air est souvent sec. Cependant, évitez l'alcool et la caféine qui peuvent perturber votre sommeil.
- Prévention des thromboses veineuses :
  - Si le voyage est long, prenez le temps de marcher régulièrement et faites des exercices de flexion des jambes pour stimuler la circulation.
- Protection :
  - Utilisez un écran solaire, des chapeaux et des vêtements adaptés pour vous protéger du soleil. Pensez aussi à un répulsif contre les moustiques dans les zones à risque.
- Communications :
  - Informez toujours quelqu'un de vos plans de voyage, et gardez avec vous les numéros d'urgence du pays visité.
- Réglage de l'horloge interne :
  - Essayez de vous adapter rapidement au fuseau horaire local pour réduire le décalage horaire. Exposez-vous à la lumière naturelle pendant la journée et évitez la lumière bleue le soir.
- Confort durant le voyage :
  - Si vous voyagez pendant de longues heures, portez des vêtements confortables, emportez des bouchons d'oreilles, un masque pour les yeux, et un coussin de voyage.

- Gestion du stress :
    - Les voyages peuvent être stressants. Pensez à la méditation, à la respiration profonde ou à d'autres techniques de relaxation pour gérer l'anxiété liée au voyage.

En gardant à l'esprit ces précautions, vous pourrez voyager en toute sérénité, tout en prenant soin de votre santé et de votre bien-être.

Chapitre 22 :
L'IMPACT ÉCONOMIQUE
DE L'APNÉE DU SOMMEIL

Le coût direct et indirect pour le système de santé.

L'apnée du sommeil, comme de nombreux troubles médicaux, a des coûts directs et indirects associés qui pèsent lourdement sur les systèmes de santé et la société dans son ensemble. Pour bien comprendre ces coûts, il est essentiel d'explorer à la fois les dépenses médicales immédiates et les conséquences économiques plus larges.

Coûts directs :
- **Diagnostic** : Les coûts du diagnostic de l'apnée du sommeil, tels que la polysomnographie et d'autres tests, peuvent être élevés. Ces tests nécessitent généralement un équipement spécialisé et une surveillance en laboratoire.
- **Traitement** : Les patients atteints d'apnée du sommeil peuvent nécessiter des appareils comme la PPC (Pression Positive Continue) qui, bien que vitaux, sont coûteux. Il y a aussi les coûts récurrents associés aux remplacements réguliers des masques, des tuyaux et des filtres.
- **Consultations médicales** : Les visites régulières chez les spécialistes, les ajustements de traitement, les consultations de suivi et autres dépenses médicales augmentent le coût direct.
- **Interventions chirurgicales** : Pour certains, la chirurgie peut être nécessaire pour traiter l'apnée du sommeil, engendrant des coûts opératoires et postopératoires.

- **Médicaments** : Certains patients peuvent avoir besoin de médicaments pour traiter d'autres symptômes ou complications associés à l'apnée du sommeil.

Coûts indirects :

- **Productivité réduite** : La fatigue, la somnolence diurne et les problèmes cognitifs associés à l'apnée du sommeil peuvent réduire la productivité au travail, entraînant des pertes économiques pour les entreprises.
- **Absentéisme** : Les patients peuvent s'absenter plus souvent du travail en raison de leurs symptômes, des rendez-vous médicaux ou des complications associées.
- **Accidents** : La somnolence au volant ou lors de l'utilisation de machines peut augmenter le risque d'accidents, ce qui entraîne des coûts pour le système de santé, les assurances et la société.
- **Complications médicales** : L'apnée du sommeil non traitée peut entraîner des complications comme l'hypertension, les maladies cardiovasculaires, le diabète, augmentant ainsi les coûts médicaux à long terme.
- **Santé mentale** : Les coûts associés au traitement des troubles de l'humeur, tels que la dépression et l'anxiété, qui peuvent être exacerbés par l'apnée du sommeil.
- **Coûts sociaux** : Les relations interpersonnelles peuvent être affectées, ce qui peut entraîner des coûts en termes de thérapies familiales ou conjugales.

L'apnée du sommeil représente un défi économique significatif pour les systèmes de santé et la société dans son ensemble. Non seulement les coûts médicaux directs sont élevés, mais les conséquences indirectes de cette condition peuvent entraîner des pertes économiques considérables. Il est donc essentiel de reconnaître, diagnostiquer et traiter l'apnée du sommeil pour réduire ces coûts et améliorer la qualité de vie des patients.

Les conséquences économiques pour les individus.

Les conséquences économiques de l'apnée du sommeil s'étendent bien au-delà du système de santé pour affecter directement les finances et le bien-être économique des individus touchés. Voici comment cette affection peut influencer la situation économique d'une personne.

- **Frais médicaux directs** : Les frais associés à la consultation de spécialistes, aux examens diagnostiques, à l'achat et à l'entretien d'équipements comme les appareils à PPC, ainsi qu'aux médicaments, peuvent peser lourdement sur le budget d'un individu, surtout si la couverture d'assurance est limitée.
- **Réduction de la capacité de travail** : La fatigue et la somnolence diurne peuvent entraîner une baisse de la productivité, voire des absences au travail, réduisant ainsi le revenu potentiel.
- **Changement de carrière ou perte d'emploi** : Dans certains cas, la somnolence et la fatigue peuvent rendre certaines tâches ou professions intenables, obligeant l'individu à accepter un poste moins rémunérateur ou à quitter le marché du travail.
- **Augmentation des coûts d'assurance** : Les individus diagnostiqués avec des conditions médicales comme l'apnée du sommeil pourraient voir leurs primes d'assurance augmenter.
- **Coûts indirects** : Les personnes atteintes d'apnée du sommeil pourraient dépenser davantage en café ou en boissons énergétiques pour lutter contre la

somnolence, ou encore en thérapies complémentaires pour améliorer leur qualité de vie.

- **Coûts associés aux complications** : Des conditions associées comme l'hypertension ou le diabète peuvent engendrer des coûts médicaux supplémentaires.
- **Impact sur l'éducation** : Pour les étudiants, la somnolence et la fatigue peuvent réduire la capacité à se concentrer, influencer les performances académiques et, à terme, affecter les perspectives professionnelles et économiques.
- **Coûts sociaux** : La qualité des relations peut être affectée, entraînant des dépenses pour des thérapies de couple ou familiales. De plus, les personnes peuvent limiter leurs activités sociales, ce qui peut avoir un impact sur leur bien-être général et leur satisfaction personnelle.
- **Accidents et amendes** : L'augmentation du risque d'accidents, en particulier au volant en raison de la somnolence, peut entraîner des coûts imprévus, des réparations de véhicules ou des amendes.

L'apnée du sommeil peut avoir des conséquences économiques majeures pour les individus, non seulement en termes de frais médicaux directs, mais aussi en termes d'opportunités économiques perdues et d'autres dépenses imprévues. Il est crucial de reconnaître et de traiter cette condition pour minimiser ces impacts et améliorer la qualité de vie.

Les bénéfices
d'une prise en charge adéquate.

La prise en charge adéquate de l'apnée du sommeil est cruciale non seulement pour la santé du patient, mais aussi pour sa qualité de vie globale. Lorsque l'apnée du sommeil est correctement traitée, les avantages sont nombreux :

- **Réduction de la somnolence diurne** : Le traitement adéquat de l'apnée du sommeil améliore considérablement la qualité du sommeil, réduisant ainsi la somnolence pendant la journée. Les patients se sentent plus éveillés, plus alertes et peuvent fonctionner normalement tout au long de la journée.
- **Amélioration de la santé cardiovasculaire** : La prise en charge de l'apnée du sommeil peut réduire le risque d'hypertension, de maladies cardiaques, d'accidents vasculaires cérébraux et d'autres problèmes cardiovasculaires.
- **Réduction des risques d'accidents** : Une fois que la somnolence diurne est maîtrisée, le risque d'accidents de voiture ou de travail diminue significativement.
- **Amélioration de la concentration et des performances cognitives** : Une fois reposé, le cerveau fonctionne à son niveau optimal. Les patients peuvent constater une amélioration de leur mémoire, de leur concentration et de leur capacité à prendre des décisions.
- **Meilleure santé émotionnelle** : Une meilleure qualité de sommeil peut aider à réguler l'humeur et à réduire le risque de troubles tels que la dépression et l'anxiété.
- **Amélioration de la qualité des relations** : Moins de fatigue et d'irritabilité signifie souvent des interactions plus positives avec les proches, les amis et les collègues.
- **Réduction des complications liées à d'autres affections** : La prise en charge de l'apnée peut réduire le risque de complications pour d'autres affections, comme le diabète.

- **Diminution des coûts de santé** : À long terme, une prise en charge adéquate peut conduire à une réduction des coûts associés aux complications médicales et aux hospitalisations.
- **Augmentation de la longévité** : En évitant les complications graves associées à l'apnée non traitée, on peut s'attendre à une espérance de vie prolongée.
- **Meilleure qualité de vie** : Globalement, les patients se sentent plus énergiques, plus heureux et plus satisfaits de leur vie.

Une prise en charge adéquate de l'apnée du sommeil est essentielle non seulement pour traiter la condition elle-même, mais aussi pour offrir une multitude de bénéfices qui transcendent les simples aspects médicaux, touchant à toutes les sphères de la vie quotidienne d'un individu.

Chapitre 23 :
L'APNÉE DU SOMMEIL
À TRAVERS LE MONDE

Comment différents pays gèrent-ils l'apnée du sommeil ?

L'apnée du sommeil est un problème de santé mondial, et la façon dont elle est gérée varie d'un pays à l'autre, en fonction des ressources, des systèmes de santé, de la sensibilisation et des priorités culturelles. Voici une vue d'ensemble de la gestion de l'apnée du sommeil dans différents pays :

- États-Unis :
    - L'apnée du sommeil est largement reconnue et traitée.
    - De nombreux laboratoires du sommeil offrent des tests polysomnographiques.
    - La CPAP est le traitement de première intention pour l'apnée obstructive du sommeil.
    - L'assurance maladie couvre souvent les tests et les traitements, bien que la couverture puisse varier.
- Canada :
    - Semblable aux États-Unis en termes de sensibilisation et de disponibilité des traitements.
    - Le système de santé public finance généralement les tests de sommeil et les traitements.
- Royaume-Uni :
    - Le NHS (National Health Service) prend en charge le diagnostic et le traitement.

- Les traitements tels que la CPAP sont disponibles, mais il peut y avoir des listes d'attente pour les tests et les traitements.
- Australie :
  - Une sensibilisation croissante à l'apnée du sommeil.
  - Des cliniques du sommeil sont disponibles dans les grandes villes.
  - Le Medicare offre une certaine couverture pour les tests et les traitements.
- Pays en développement (comme l'Inde, certains pays d'Afrique, etc.) :
  - Moins de sensibilisation et d'infrastructures pour diagnostiquer et traiter l'apnée du sommeil.
  - Cependant, la sensibilisation est en augmentation, et dans les grandes villes, des cliniques du sommeil sont disponibles.
  - Le coût peut être un obstacle pour beaucoup.
- Pays d'Asie (comme le Japon, la Corée) :
  - Une sensibilisation croissante à l'apnée du sommeil.
  - La technologie moderne pour le diagnostic et le traitement est disponible, mais la sensibilisation culturelle et les stigmates peuvent influencer la recherche de soins.
- Europe continentale (comme la France, l'Allemagne) :
  - Les systèmes de santé publics fournissent généralement des soins pour l'apnée du sommeil.
  - La CPAP et d'autres traitements sont couramment utilisés.

Il convient de noter que, quelle que soit la région, l'accessibilité, la sensibilisation et la qualité des soins peuvent varier en fonction des ressources, de la densité de population, de la formation médicale et des priorités en matière de santé. Dans de nombreux endroits, l'éducation continue sur l'apnée du sommeil est nécessaire pour encourager les personnes à rechercher un diagnostic et un traitement.

Les approches culturelles du sommeil et de ses troubles.

Le sommeil, bien qu'universellement nécessaire à la survie et au bien-être humains, est façonné et interprété à travers divers prismes culturels. Chaque culture a ses propres rituels, croyances, attitudes et comportements liés au sommeil. Ces approches culturelles peuvent influencer la perception et la gestion des troubles du sommeil tels que l'apnée. Voici un aperçu de certaines approches culturelles du sommeil et de ses troubles :

- Occident (Amérique du Nord, Europe) :
    - La chambre à coucher est souvent considérée comme un espace privé.
    - Les problèmes de sommeil comme l'insomnie et l'apnée du sommeil sont couramment diagnostiqués et traités.
    - Les solutions médicales, comme les somnifères ou les machines CPAP pour l'apnée du sommeil, sont couramment utilisées.
- Japon :
    - Le sommeil en public (comme le "inemuri", ou "être présent tout en dormant") peut être accepté et vu comme un signe de dévouement au travail.
    - Il existe une sensibilisation accrue aux troubles du sommeil, mais il peut y avoir des stigmates associés à la recherche d'un traitement.

- Pays méditerranéens (comme l'Espagne, l'Italie) :
  - La sieste de l'après-midi, ou "siesta", est une tradition culturelle, bien que de moins en moins courante en raison des pressions modernes du travail.
  - L'heure du coucher peut être plus tardive par rapport à d'autres cultures occidentales.
- Cultures nomades (comme les Maasaï en Afrique) :
  - Le sommeil peut être segmenté, avec des périodes de veille pendant la nuit.
  - Les troubles du sommeil peuvent ne pas être conceptualisés de la même manière que dans les cultures occidentales.
- Amérique latine :
  - La famille est souvent centrale, ce qui peut influencer les habitudes de sommeil, avec de multiples générations partageant éventuellement une même pièce.
  - La sieste, similaire à la siesta méditerranéenne, peut également être courante dans certaines régions.
- Chine et autres pays asiatiques :
  - Dans certaines parties de la Chine, la sieste de l'après-midi est une pratique courante, même pour les adultes au travail.
  - Les médecines traditionnelles peuvent être utilisées pour traiter les troubles du sommeil avant de se tourner vers des solutions occidentales.
- Cultures indigènes (comme certaines tribus amérindiennes) :
  - Les rêves et le sommeil peuvent avoir des significations spirituelles et prophétiques.
  - Les troubles du sommeil peuvent être interprétés à travers un prisme spirituel ou ancestral.

Il est essentiel pour les professionnels de la santé d'être conscients de ces nuances culturelles lors de la prise en charge de patients d'horizons divers. Une approche culturellement sensible peut améliorer le diagnostic, le traitement et l'observance des recommandations médicales pour les troubles du sommeil.

L'apnée du sommeil dans les pays en développement.

L'apnée du sommeil est une préoccupation de santé mondiale qui ne connaît pas de frontières. Cependant, sa reconnaissance, sa prise en charge et son traitement varient considérablement entre les pays développés et ceux en développement. Dans les pays en développement, plusieurs facteurs influent sur la manière dont l'apnée du sommeil est perçue, diagnostiquée et gérée.

- Reconnaissance et sensibilisation :
  - Dans de nombreux pays en développement, la sensibilisation à l'apnée du sommeil est faible. Le ronflement, un symptôme courant, est souvent considéré comme bénin ou même humoristique, plutôt que comme un signe potentiel d'un problème de santé sous-jacent.
- Accès aux soins :
  - Les équipements de diagnostic, comme les polysomnographes, peuvent être rares et coûteux, ce qui limite leur accessibilité.
  - Les spécialistes du sommeil sont moins nombreux, rendant l'accès à un diagnostic et à un traitement appropriés plus difficile.
- Facteurs économiques :
  - Les appareils de traitement, tels que les machines CPAP, peuvent être hors de portée

pour la majorité de la population en raison de leur coût élevé.

- Les systèmes de santé publique peuvent être surchargés par d'autres maladies infectieuses ou problèmes de santé prioritaires, reléguant les troubles du sommeil à un moindre rang d'importance.
- Facteurs culturels :
  - Les perceptions traditionnelles de la santé et de la maladie peuvent influencer la manière dont les symptômes sont interprétés et traités. Les remèdes traditionnels peuvent être privilégiés par rapport aux approches médicales modernes.
- Urbanisation et changements de mode de vie :
  - Avec l'urbanisation croissante, les modes de vie changent, entraînant une augmentation des facteurs de risque associés à l'apnée du sommeil, tels que l'obésité et les modes de vie sédentaires.
- Autres problèmes de santé concomitants :
  - Dans de nombreux pays en développement, les maladies infectieuses, la malnutrition et d'autres problèmes de santé prévalent. L'apnée du sommeil peut être négligée en raison de la priorité donnée à ces autres problèmes de santé.
- Initiatives et collaborations :
  - Des organisations internationales et des ONG ont commencé à collaborer avec les gouvernements locaux pour améliorer la sensibilisation et l'accès au traitement de l'apnée du sommeil.
  - Des formations pour les professionnels de la santé, des ateliers et des programmes de sensibilisation sont mis en œuvre pour combler le fossé en matière de connaissances et de ressources.

Bien que l'apnée du sommeil soit un problème mondial, les défis auxquels sont confrontés les pays en développement nécessitent des solutions adaptées et contextuelles. La collaboration internationale, l'éducation et la mise à disposition de ressources adaptées sont essentielles pour améliorer la prise en charge de l'apnée du sommeil dans ces régions.

Chapitre 24 :
SE PRÉPARER POUR UNE CHIRURGIE LIÉE À L'APNÉE

Quand la chirurgie est-elle recommandée ?

La chirurgie pour traiter l'apnée du sommeil est généralement envisagée lorsque d'autres traitements, tels que l'utilisation d'une machine CPAP (pression positive continue des voies respiratoires) ou d'une orthèse d'avancée mandibulaire, ne sont pas efficaces ou ne sont pas tolérés par le patient. Voici les situations où la chirurgie pourrait être recommandée :

- **Anatomie anormale** : Certains patients ont des anomalies anatomiques qui contribuent significativement à l'obstruction des voies respiratoires. Par exemple, ils peuvent avoir des amygdales hypertrophiées, une base de langue large ou une mâchoire inférieure reculée.
- **Échec des traitements non chirurgicaux** : Si un patient ne peut tolérer ou bénéficier de la CPAP ou d'autres dispositifs, la chirurgie peut être une option à envisager.
- **Avoir une apnée du sommeil modérée à sévère** : Bien que la chirurgie puisse être recommandée pour certains cas légers, elle est généralement réservée aux cas modérés à sévères.
- **Syndrome d'apnées obstructives du sommeil (SAOS) chez l'enfant** : Les amygdales et les végétations adénoïdes hypertrophiées sont une cause fréquente de SAOS chez l'enfant. L'amygdalectomie

155

(retrait des amygdales) et/ou l'adénoïdectomie (retrait des végétations adénoïdes) peuvent être recommandées.

Types courants de chirurgies pour l'apnée du sommeil :

- **Uvulopalatopharyngoplastie (UPPP)** : C'est la chirurgie la plus couramment réalisée pour l'apnée du sommeil chez l'adulte. Elle vise à enlever le tissu excédentaire du fond de la gorge.
- **Génio-glossus advancement (GGA)** : Cette intervention vise à avancer le muscle de la base de la langue pour agrandir les voies respiratoires.
- **Maxillomandibulaire advancement (MMA)** : C'est une chirurgie plus complexe qui déplace la mâchoire supérieure et la mâchoire inférieure vers l'avant pour augmenter la taille des voies respiratoires.
- **Intervention chirurgicale sur le nez** : Des chirurgies comme la septoplastie ou la chirurgie des cornets peuvent être réalisées si une déviation du septum nasal ou une hypertrophie des cornets est à l'origine d'une obstruction.

Avant de recommander une intervention chirurgicale, un examen complet est nécessaire pour déterminer la cause précise de l'obstruction. Les chirurgies pour l'apnée du sommeil ne sont pas toujours garanties de réussite et peuvent avoir des effets secondaires. Par conséquent, il est essentiel de discuter en détail avec un spécialiste pour peser les avantages et les inconvénients.

Les différentes procédures chirurgicales et leurs implications.

L'apnée du sommeil est un trouble qui peut, dans certaines circonstances, nécessiter une intervention chirurgicale pour soulager ou éliminer les symptômes. Voici les principales procédures chirurgicales disponibles pour traiter l'apnée du sommeil et leurs implications :

- Uvulopalatopharyngoplastie (UPPP) :
  - **Description** : Cette procédure consiste à retirer l'uvule, les amygdales (si elles sont toujours présentes), et une partie du palais mou pour élargir les voies respiratoires.
  - **Implications** : Bien que l'UPPP puisse être efficace chez certains patients, elle ne garantit pas toujours un succès à long terme. La procédure peut être douloureuse, avec un temps de récupération significatif. Les risques incluent des changements de voix, une difficulté à avaler, et une sensation de bouche sèche.
- Génio-glossus Advancement (GGA) :
  - **Description** : Il s'agit d'une chirurgie visant à tirer vers l'avant l'insertion du muscle de la langue sur la mâchoire inférieure.
  - **Implications** : Cette intervention peut aider à prévenir le recul de la langue durant le sommeil, mais elle est généralement combinée avec d'autres procédures pour maximiser les chances de succès.
- Maxillomandibulaire Advancement (MMA) :
  - **Description** : Cette intervention chirurgicale avance la mâchoire supérieure et la mâchoire inférieure pour agrandir les voies respiratoires.
  - **Implications** : Le MMA est l'une des interventions chirurgicales les plus efficaces pour traiter l'apnée du sommeil, avec un taux de succès élevé. Toutefois, il s'agit d'une chirurgie majeure avec un temps de récupération plus long et des modifications potentielles de l'apparence faciale.

- Chirurgie du nez (comme la septoplastie) :
  - **Description** : Cette procédure corrige les déviations du septum nasal qui peuvent contribuer à l'obstruction des voies respiratoires.
  - **Implications** : Les patients peuvent ressentir un soulagement des symptômes de congestion nasale et améliorer la tolérance à la CPAP.
- Ablation des amygdales (amygdalectomie) :
  - **Description** : Cette intervention consiste à retirer les amygdales, qui peuvent être une source d'obstruction, en particulier chez les enfants.
  - **Implications** : La récupération peut être douloureuse, mais c'est généralement une solution efficace pour l'apnée du sommeil chez les enfants avec des amygdales hypertrophiées.
- Inspire Therapy :
  - **Description** : Il s'agit d'une intervention chirurgicale pour implanter un dispositif qui stimule électriquement le nerf qui contrôle la langue, empêchant ainsi celle-ci de bloquer les voies respiratoires.
  - **Implications** : C'est une alternative à la CPAP pour certains patients. Le dispositif est activé chaque nuit et nécessite une batterie qui doit être remplacée tous les quelques années.
- Trachéostomie :
  - **Description** : Cette procédure crée une ouverture directe dans la trachée (trachée) à travers le cou.
  - **Implications** : Elle est généralement réservée aux cas d'apnée du sommeil très sévères qui ne répondent pas à d'autres traitements. Elle est efficace, mais invasive et a un impact significatif sur la qualité de vie.

Il est essentiel de noter que la chirurgie n'est généralement envisagée que lorsque d'autres traitements, comme la CPAP, ont échoué ou ne sont pas tolérés. Les avantages et les inconvénients de chaque procédure doivent être soigneusement pesés avec l'aide d'un spécialiste.

La récupération et le suivi post-opératoire.

La récupération et le suivi post-opératoire sont des étapes cruciales après toute intervention chirurgicale visant à traiter l'apnée du sommeil. La période de récupération et le type de suivi dépendent de la nature et de la complexité de l'intervention. Voici un aperçu général de ce à quoi on peut s'attendre :

1. Période immédiate après l'opération :
- **Douleur** : Il est courant de ressentir de la douleur après une intervention chirurgicale, en particulier dans la zone opérée. Des médicaments antalgiques seront prescrits pour gérer cette douleur.
- **Observation** : Selon la procédure, le patient peut être tenu de rester à l'hôpital pour une observation de courte durée, afin de s'assurer qu'il n'y a pas de complications immédiates.
- **Restrictions alimentaires** : Après certaines interventions, comme l'UPPP, il peut y avoir des restrictions alimentaires temporaires. Les liquides et les aliments mous sont généralement recommandés au début.
2. Période de convalescence à domicile :
- **Repos** : Le repos est crucial pour une récupération rapide. La durée nécessaire variera en fonction de l'intervention.
- **Activités** : Les activités physiques intenses peuvent être restreintes pendant une certaine période.

- **Soins de la plaie** : Si l'opération implique des incisions ou des sutures externes, des instructions seront fournies sur la manière de nettoyer la zone et de s'occuper de la plaie.

3. Suivi post-opératoire :
   - **Visites de contrôle** : Ces visites permettent au chirurgien d'évaluer la cicatrisation, de s'assurer de l'absence de complications et de vérifier l'efficacité du traitement.
   - **Tests de sommeil** : Après une période de récupération, un nouveau test de sommeil, comme une polysomnographie, peut être recommandé pour évaluer l'efficacité du traitement chirurgical.
   - **Ajustements thérapeutiques** : En fonction des résultats des tests de sommeil, d'autres traitements, tels que la CPAP, peuvent être ajustés ou réintroduits.

4. Complications potentielles :
Il est vital d'être conscient des signes de complications, comme une infection (rougeur, chaleur, pus), une douleur excessive, des saignements, des difficultés à respirer ou à avaler, et de contacter immédiatement le professionnel de santé en cas de préoccupation.

5. Réévaluation :
Si les symptômes de l'apnée du sommeil persistent ou reviennent après une période de rémission post-opératoire, une nouvelle évaluation par un spécialiste du sommeil peut être nécessaire.

Dans l'ensemble, le processus de récupération et de suivi après une chirurgie pour l'apnée du sommeil est essentiel pour maximiser les bénéfices de l'intervention et garantir la sécurité et le bien-être du patient. Une communication ouverte avec les professionnels de santé et le respect des recommandations post-opératoires sont la clé d'une récupération réussie.

Chapitre 25 :
GROSSESSE ET APNÉE DU SOMMEIL

L'influence de la grossesse sur le sommeil.

La grossesse est une période de bouleversements physiologiques, hormonaux et émotionnels, qui peuvent avoir des conséquences significatives sur le sommeil de la femme enceinte. Voici une exploration fluide de l'influence de la grossesse sur le sommeil :

Au cours de la grossesse, chaque trimestre apporte ses propres défis en matière de sommeil. Dès le premier trimestre, les niveaux élevés de progestérone peuvent induire une somnolence diurne et augmenter le besoin de sommeil nocturne. Cependant, cette période est aussi marquée par des interruptions fréquentes dues aux nausées matinales et à la nécessité d'uriner fréquemment, à mesure que l'utérus commence à s'agrandir et à exercer une pression sur la vessie.

Au deuxième trimestre, alors que la nausée peut s'apaiser pour de nombreuses femmes, d'autres problèmes de sommeil émergent. Les douleurs dorsales, résultant de l'adaptation du corps à la croissance du fœtus, peuvent rendre difficile la recherche d'une position de sommeil confortable. De plus, des crampes dans les jambes ou le syndrome des jambes sans repos peuvent perturber le repos.

Le troisième trimestre présente ses propres défis. La taille accrue de l'utérus peut rendre inconfortable le fait de se coucher sur le dos, et beaucoup de femmes trouvent que se coucher sur le côté gauche est la position la plus confortable pour faciliter la circulation sanguine vers le cœur. La nécessité d'uriner revient avec une fréquence accrue, et des brûlures d'estomac peuvent survenir si l'estomac est comprimé. De plus, l'anticipation de l'accouchement et les inquiétudes concernant la maternité peuvent provoquer de l'insomnie.

En dehors de ces préoccupations physiologiques, la grossesse peut aussi aggraver ou induire des troubles du sommeil comme l'apnée du sommeil, en raison de l'augmentation de la prise de poids et des changements hormonaux.

Pourtant, malgré ces défis, le sommeil est d'une importance vitale pendant la grossesse. Un sommeil adéquat est essentiel pour le bien-être de la mère et le développement du fœtus. Ainsi, il est crucial d'adopter de bonnes habitudes de sommeil, comme établir une routine régulière, créer un environnement propice au sommeil et discuter de tout problème de sommeil persistant avec un professionnel de santé.

La grossesse est une période où le sommeil peut être perturbé de plusieurs manières. Reconnaître ces changements et prendre des mesures proactives pour y faire face permettra d'assurer un sommeil réparateur pour la mère et de soutenir le développement sain du bébé.

Risques et complications pour la mère et le fœtus.

L'apnée du sommeil pendant la grossesse présente des risques et complications pour la mère et le fœtus. Voyons cela de manière fluide :

Lorsque l'apnée du sommeil survient pendant la grossesse, elle peut perturber la qualité du sommeil de la mère, avec des répercussions sur sa santé générale et son bien-être. La perturbation répétée de la respiration pendant le sommeil entraîne des baisses d'oxygène, ce qui peut augmenter le stress oxydatif et l'inflammation dans le corps de la mère. Cela peut potentiellement augmenter le risque de complications telles que l'hypertension ou la prééclampsie, une affection caractérisée par une pression artérielle élevée et des dommages aux organes, comme le foie et les reins.

En outre, l'apnée du sommeil non traitée peut augmenter le risque de développer un diabète gestationnel, qui, s'il n'est pas géré, peut entraîner des complications pour la mère et le bébé, comme une grande taille du bébé à la naissance et un risque accru de césarienne.

Du point de vue du fœtus, l'apnée du sommeil de la mère peut avoir des conséquences indirectes. Si la mère est privée d'oxygène, même temporairement, cela peut réduire l'apport d'oxygène au placenta, ce qui peut impacter le développement du bébé. En outre, la présence de complications maternelles comme la prééclampsie ou le diabète gestationnel peut affecter la croissance et le bien-être du fœtus.

Les bébés nés de mères souffrant d'apnée du sommeil non traitée peuvent également présenter un risque accru de naissance prématurée, de faible poids à la naissance et, dans certains cas, de mortalité néonatale.

Il est donc essentiel pour les femmes enceintes de surveiller les signes et symptômes de l'apnée du sommeil, tels que le ronflement excessif, les pauses respiratoires pendant le sommeil, la somnolence diurne excessive et la fatigue persistante. Si une femme enceinte soupçonne qu'elle pourrait souffrir d'apnée du sommeil, elle devrait consulter un professionnel de santé pour un diagnostic et un traitement appropriés. La prise en charge adéquate de l'apnée du sommeil pendant la grossesse est cruciale pour le bien-être de la mère et du bébé.

Conseils et précautions
pour une grossesse saine.

Avoir une grossesse saine est une priorité pour de nombreuses femmes enceintes. Pour naviguer à travers cette période unique de la vie avec sérénité, il est important de suivre certains conseils et de prendre des précautions appropriées.

D'abord, l'alimentation joue un rôle clé. Adopter un régime équilibré et nutritif permet de répondre aux besoins accrus de la mère et du fœtus. Cela implique de privilégier des aliments frais, comme les légumes, les fruits, les protéines maigres et les grains entiers, tout en limitant la consommation d'aliments transformés, salés ou sucrés. Il est aussi essentiel de rester hydratée en buvant suffisamment d'eau tout au long de la journée.

Mais la grossesse ne se limite pas à l'alimentation. La pratique régulière d'une activité physique adaptée, comme la marche, la natation ou le yoga prénatal, peut aider à gérer le poids, à réduire le stress et à préparer le corps pour l'accouchement. Bien sûr, il est toujours recommandé de consulter un professionnel de santé avant de commencer ou de poursuivre un programme d'exercice.

La grossesse est également une période où le corps subit de nombreux changements hormonaux. Ces changements peuvent affecter l'humeur, alors il est important de reconnaître et d'exprimer ses émotions, et de chercher du soutien si nécessaire, que ce soit auprès d'un partenaire, d'amis, de la famille ou d'un professionnel.

Il est aussi primordial de suivre les recommandations médicales et les rendez-vous prénataux pour s'assurer que tout se déroule bien. Ces consultations sont des occasions d'effectuer des examens médicaux essentiels, de poser des questions et de discuter de toute préoccupation.
En parlant de précautions, certaines substances sont à éviter pendant la grossesse : l'alcool, le tabac, la caféine en excès et certains médicaments peuvent présenter des risques pour le fœtus. Il est essentiel de discuter avec un professionnel de santé de tout traitement médicamenteux en cours ou de toute supplémentation.

Enfin, le repos est crucial. Dormir suffisamment et se ménager des moments de détente et de relaxation peut aider à gérer le stress et à recharger les batteries. Après tout, porter une vie est une tâche exigeante, mais aussi une expérience magnifique. En suivant ces conseils et précautions, les futures mamans peuvent s'assurer qu'elles font de leur mieux pour leur bien-être et celui de leur bébé à venir.

Chapitre 26 :
L'IMPORTANCE DE LA SENSIBILISATION ET DE L'ÉDUCATION

L'éducation du public et la prévention.

L'éducation du public et la prévention sont deux piliers essentiels pour une société saine et informée. Aborder ces deux aspects peut grandement contribuer à réduire l'incidence de nombreuses maladies, troubles et complications associées, y compris celles liées à l'apnée du sommeil.

L'éducation du public vise à transmettre des connaissances, à développer une compréhension et à promouvoir des attitudes positives envers des sujets spécifiques. Dans le contexte de l'apnée du sommeil, cela signifie informer le public sur ce qu'est cette condition, ses causes, ses symptômes, ses conséquences possibles et les moyens de la traiter ou de la prévenir. Cela pourrait se faire par le biais de campagnes médiatiques, de brochures, de séminaires, de webinaires ou d'autres méthodes de diffusion d'informations.

La prévention, quant à elle, se concentre sur les mesures prises pour éviter l'apparition de maladies ou d'affections. En matière d'apnée du sommeil, cela pourrait signifier sensibiliser le public à l'importance d'un poids corporel sain, des dangers de la consommation excessive d'alcool ou du tabagisme, des bénéfices d'une bonne hygiène de sommeil, et d'autres facteurs qui peuvent contribuer à réduire le risque de développer cette affection.

Mais pourquoi ces efforts sont-ils si importants? Tout d'abord, l'ignorance peut être coûteuse. Sans éducation et sensibilisation appropriées, de nombreuses personnes peuvent ignorer les symptômes de l'apnée du sommeil, mettant ainsi leur santé en danger. Ensuite, la prévention est souvent plus économique que le traitement. Réduire l'incidence de l'apnée du sommeil par des mesures préventives peut potentiellement économiser des milliards en coûts médicaux à long terme.

L'éducation et la prévention, lorsqu'elles sont bien faites, ont le pouvoir de transformer des vies. Elles offrent aux individus les outils nécessaires pour prendre des décisions éclairées sur leur santé, augmentant ainsi la qualité de vie et réduisant la charge sur les systèmes de santé. Dans le combat contre l'apnée du sommeil, et en réalité, contre tout autre problème de santé, elles restent nos alliées les plus précieuses.

La formation des professionnels de la santé.

La formation des professionnels de la santé est une composante essentielle du système de soins. Elle assure que ces spécialistes sont bien équipés avec les connaissances, les compétences et l'expertise nécessaires pour offrir des soins de qualité à leurs patients. Dans le contexte de l'apnée du sommeil, une formation adéquate est d'autant plus cruciale étant donné la complexité de la maladie et la nécessité d'une prise en charge multidisciplinaire.

L'importance de la formation spécialisée
L'apnée du sommeil, bien que courante, reste souvent sous-diagnostiquée. Cela s'explique en partie par le manque de sensibilisation et de formation des professionnels de santé sur cette affection. Une formation adéquate permet de :

- **Reconnaître les symptômes** : Un professionnel formé est mieux placé pour identifier les signes avant-coureurs de l'apnée du sommeil chez un patient.
- **Poser le bon diagnostic** : Grâce à une meilleure connaissance des tests diagnostiques, comme la polysomnographie, le professionnel peut établir un diagnostic précis.
- **Proposer le traitement adapté** : Qu'il s'agisse de la pression positive continue (PPC), d'une chirurgie ou d'une orthèse, un professionnel bien formé peut guider le patient vers le traitement le plus adapté à sa situation.
- **Assurer le suivi** : L'apnée du sommeil nécessite souvent un suivi à long terme. Le professionnel doit être en mesure d'évaluer l'efficacité du traitement et d'apporter des ajustements si nécessaire.

La formation continue
La médecine évolue rapidement. De nouvelles études, techniques et technologies voient le jour régulièrement. Il est donc primordial que les professionnels de la santé poursuivent leur formation tout au long de leur carrière pour rester à jour.

La multidisciplinarité
L'apnée du sommeil ne concerne pas seulement les pneumologues ou les spécialistes du sommeil. Elle peut avoir des implications cardiaques, métaboliques, neurologiques, et plus encore. Par conséquent, la formation sur cette maladie devrait s'étendre à plusieurs disciplines médicales, y compris les généralistes, qui sont souvent les premiers points de contact pour les patients.

La formation des professionnels de la santé sur l'apnée du sommeil est cruciale. Elle assure une meilleure prise en charge des patients, une amélioration de leur qualité de vie et une réduction des coûts associés aux complications de la maladie. La formation continue, l'approche multidisciplinaire et l'accent mis sur la prévention et le diagnostic précoce sont autant de piliers essentiels pour une prise en charge optimale de cette affection.

Campagnes et initiatives de sensibilisation réussies.

La sensibilisation à l'apnée du sommeil est devenue un enjeu majeur pour les systèmes de santé dans le monde entier, en raison de l'augmentation de la prévalence de cette affection et de ses conséquences potentiellement graves. Plusieurs campagnes et initiatives ont été mises en place pour éduquer le public, les patients et les professionnels de la santé sur cette maladie. Voici quelques-unes des campagnes et initiatives de sensibilisation les plus réussies :

- **Journée mondiale du sommeil** : Organisée chaque année par la Société mondiale du sommeil, cette journée vise à sensibiliser le public à l'importance d'un sommeil sain et aux divers troubles du sommeil. Des événements, ateliers, et séminaires sont organisés dans le monde entier.
- **"Stop the Snore"**: Une campagne centrée sur les risques associés au ronflement, un symptôme courant de l'apnée du sommeil. Elle encourage les personnes qui ronflent à consulter un spécialiste pour évaluer si elles souffrent d'apnée du sommeil.
- **Campagnes de sensibilisation en ligne** : Avec l'essor des médias sociaux, plusieurs organisations ont lancé des campagnes virales pour éduquer le public sur les dangers de l'apnée du sommeil. Des infographies, vidéos, webinaires et témoignages de patients sont diffusés pour atteindre un public plus large.

- **Formation des professionnels de la santé** : Comme évoqué précédemment, former les professionnels de la santé à reconnaître les symptômes de l'apnée du sommeil est crucial. Des séminaires, conférences et ateliers sont organisés régulièrement pour les tenir informés des dernières avancées en matière de diagnostic et de traitement.
- **Initiatives centrées sur les groupes à risque** : Certaines campagnes ciblent spécifiquement les groupes à haut risque, comme les personnes en surpoids, les diabétiques, ou les personnes âgées, en mettant l'accent sur la prévention et le dépistage précoce.
- **Collaboration avec les célébrités** : Des personnalités publiques qui souffrent d'apnée du sommeil ou qui ont été touchées par cette maladie d'une manière ou d'une autre se sont jointes à la cause pour sensibiliser le public. Leur témoignage peut avoir un impact considérable en raison de leur notoriété.
- **Partenariats avec les industries** : Les fabricants de machines CPAP, d'orthèses et d'autres dispositifs médicaux ont souvent collaboré avec des organisations de santé pour promouvoir la sensibilisation à l'apnée du sommeil.

La sensibilisation à l'apnée du sommeil est un effort collectif qui nécessite l'implication des professionnels de la santé, des patients, des médias, des industries, et du grand public. Les campagnes réussies combinent une information claire, des témoignages poignants, et une diffusion large pour maximiser leur impact.

Chapitre 27 :
APNÉE DU SOMMEIL ET AUTRES PATHOLOGIES RESPIRATOIRES

Relation entre l'apnée et l'asthme, la BPCO, etc.

L'apnée du sommeil, notamment l'apnée obstructive du sommeil (AOS), et les maladies respiratoires chroniques telles que l'asthme et la broncho-pneumopathie chronique obstructive (BPCO) sont des affections courantes qui peuvent coexister chez un individu. Voici une exploration de leurs interrelations :

- Asthme et Apnée du Sommeil :
    - **Prévalence accrue** : Les personnes asthmatiques ont un risque plus élevé de développer une apnée du sommeil. Inversement, les patients atteints d'apnée du sommeil peuvent également présenter des symptômes d'asthme ou voir leurs symptômes s'aggraver.
    - **Inflammation des voies respiratoires** : L'asthme est associé à une inflammation chronique des voies respiratoires, ce qui peut contribuer à l'obstruction et à l'effondrement des voies respiratoires pendant le sommeil, favorisant ainsi l'apparition de l'apnée.
    - **Traitement** : L'utilisation de corticostéroïdes inhalés, courante dans le traitement de l'asthme, peut également augmenter le risque d'AOS en provoquant des changements dans la structure et la fonction des voies respiratoires supérieures.

- BPCO et Apnée du Sommeil :
  - **Syndrome de chevauchement** : Lorsqu'un patient présente à la fois une BPCO et une apnée du sommeil, on parle de "syndrome de chevauchement". Ces patients peuvent présenter des symptômes plus sévères et un risque accru de complications cardiovasculaires par rapport à ceux qui souffrent seulement d'une de ces maladies.
  - **Hypoxie** : Les personnes atteintes de BPCO peuvent souffrir d'hypoxie (diminution de l'oxygénation du sang). Si ces mêmes personnes développent également une AOS, leur hypoxie peut s'aggraver pendant les épisodes d'apnée.
  - **Conséquences cardiaques** : Les patients atteints à la fois de BPCO et d'AOS ont un risque accru de développer une hypertension pulmonaire, une insuffisance cardiaque droite et d'autres complications cardiovasculaires.
- Mécanismes communs :
  - **Inflammation** : Les deux conditions (AOS et maladies respiratoires chroniques) sont associées à une inflammation systémique, ce qui peut aggraver les symptômes et les complications de chacune d'elles.
  - **Oxymétrie nocturne** : Dans les deux conditions, il peut être utile de surveiller l'oxymétrie nocturne pour évaluer les niveaux d'oxygène pendant le sommeil.

La prise en compte de ces interrelations est essentielle pour une prise en charge optimale des patients. La détection précoce de l'une ou l'autre des affections chez un patient peut conduire à des interventions plus ciblées et à un meilleur résultat clinique.

Gestion conjointe et implications.

La gestion conjointe de l'apnée du sommeil et d'autres maladies respiratoires chroniques comme l'asthme et la BPCO est essentielle pour garantir une prise en charge globale des patients. La coexistence de ces troubles peut compliquer le tableau clinique, influencer le pronostic et modifier la réponse au traitement. Voici une exploration des implications et des approches pour la gestion conjointe :

- Évaluation Clinique Complète :
    - L'évaluation doit être approfondie, avec des antécédents médicaux détaillés, une évaluation des symptômes, des tests de fonction pulmonaire et, si nécessaire, une polysomnographie.
    - Les symptômes nocturnes, tels que les réveils nocturnes, la toux, l'essoufflement et les ronflements, peuvent indiquer la présence d'apnée du sommeil chez les patients asthmatiques ou BPCO.
- Optimisation du Traitement :
    - Il est crucial d'optimiser le traitement de l'asthme ou de la BPCO pour réduire l'inflammation des voies respiratoires et améliorer la fonction pulmonaire.
    - Dans le cas de l'apnée du sommeil, l'utilisation d'une machine CPAP (pression positive continue des voies respiratoires) est souvent recommandée. Pour les patients atteints de BPCO et d'apnée du sommeil, une machine BiPAP (pression positive bi-niveau) peut être plus appropriée.
- Coordination des Soins :
    - La coordination entre les pneumologues, les somnologues et d'autres spécialistes est essentielle pour une prise en charge intégrée.

- Les plans de traitement doivent être adaptés aux besoins spécifiques de chaque patient et révisés régulièrement.
- Éducation du Patient :
  - Les patients doivent être informés des interactions possibles entre leurs conditions et de l'importance de suivre les recommandations de traitement.
  - Ils doivent également être sensibilisés aux signes de détérioration et savoir quand consulter.
- Surveillance Régulière :
  - Les patients doivent subir des examens réguliers pour évaluer l'évolution de leurs conditions et l'efficacité du traitement.
  - Les tests de fonction pulmonaire, l'oxymétrie nocturne et, si nécessaire, la polysomnographie peuvent être répétés.
- Implications Psychosociales :
  - La présence conjointe d'affections respiratoires chroniques et d'apnée du sommeil peut avoir un impact significatif sur la qualité de vie, augmenter le risque de dépression et d'anxiété, et affecter la capacité de travail. Une prise en charge psychologique peut être nécessaire.

La prise en charge conjointe de l'apnée du sommeil et des maladies respiratoires chroniques nécessite une approche holistique, centrée sur le patient, intégrant évaluation clinique, optimisation du traitement, éducation et soutien psychosocial. Une collaboration étroite entre spécialistes est essentielle pour assurer le bien-être global des patients.

Conseils pour les patients souffrant de multiples troubles respiratoires.

Lorsqu'un patient souffre de plusieurs troubles respiratoires, la complexité de sa prise en charge s'accroît. Cependant, avec une attention appropriée, une éducation adéquate et des ajustements au mode de vie, il est possible de gérer efficacement ces troubles et de mener une vie relativement normale. Voici quelques conseils pour les patients concernés :

- Éducation et Connaissance :
    - Informez-vous sur chacun de vos troubles respiratoires. Comprendre les maladies permet de mieux gérer les symptômes et de réduire l'anxiété associée.
    - Participez à des ateliers ou à des programmes éducatifs pour patients afin d'approfondir vos connaissances.
- Adhérence au Traitement :
    - Suivez scrupuleusement les recommandations médicales, qu'il s'agisse de médicaments, d'oxygénothérapie, ou d'utilisation d'appareils comme le CPAP.
    - Ne modifiez pas ou n'arrêtez pas un traitement sans consulter votre médecin.
- Coordination des Soins :
    - Assurez-vous que tous vos prestataires de soins sont au courant de l'ensemble de vos troubles. Cela permet une meilleure coordination des soins.
    - Gardez une liste de tous vos médicaments à jour et partagez-la à chaque rendez-vous médical.

- Lifestyle et Habitudes Saines :
  - Évitez les irritants pulmonaires tels que la fumée de tabac, la pollution ou certains produits ménagers.
  - Maintenez un poids santé. Une surcharge pondérale peut aggraver les troubles respiratoires.
  - Adoptez une alimentation équilibrée riche en fruits, légumes et protéines maigres.
  - Pratiquez une activité physique régulière adaptée à votre condition.
- Gestion du Stress :
  - Le stress peut exacerber les symptômes respiratoires. Adoptez des techniques de relaxation comme la méditation, le yoga ou la respiration profonde.
  - Considérez l'accompagnement d'un psychologue ou d'un thérapeute pour gérer le stress ou l'anxiété liée à la maladie.
- Gestion des Exacerbations :
  - Identifiez et évitez les déclencheurs potentiels, qu'il s'agisse d'allergènes, d'infections ou de changements climatiques.
  - Élaborez un plan d'action avec votre médecin pour savoir quoi faire en cas d'exacerbation des symptômes.
- Soutien Social :
  - Partagez vos préoccupations et vos expériences avec des proches ou des groupes de soutien. Le partage peut être thérapeutique.
  - Envisagez de rejoindre une association ou un groupe de soutien pour les personnes atteintes de troubles respiratoires.
- Surveillance Régulière :
  - Effectuez des bilans réguliers pour surveiller l'évolution de vos maladies.

- Faites-vous vacciner contre la grippe et la pneumonie, car ces infections peuvent aggraver vos troubles respiratoires.
- Soyez votre propre défenseur :
  - Posez des questions à vos médecins et assurez-vous de bien comprendre vos traitements et leur raison d'être.
  - Si quelque chose ne vous semble pas clair ou ne vous convient pas, exprimez-vous.

Gérer plusieurs troubles respiratoires peut être un défi, mais avec une prise en charge proactive, un soutien adéquat et une communication ouverte avec les prestataires de soins, les patients peuvent vivre pleinement tout en gérant efficacement leurs conditions.

Chapitre 28 :
APPROCHE HOLISTIQUE ET INTÉGRATIVE DE L'APNÉE DU SOMMEIL

Combinaison de la médecine occidentale et des approches traditionnelles.

La médecine intégrative, qui allie les pratiques médicales occidentales et les approches traditionnelles, gagne en popularité et en reconnaissance dans le monde médical moderne. Elle offre une perspective holistique du bien-être et de la guérison, en mettant l'accent sur la personne dans son ensemble - esprit, corps et âme - plutôt que sur une maladie ou un symptôme isolé. Voyons comment cette fusion peut fonctionner harmonieusement :

- **Diagnostic Basé sur la Science** : La médecine occidentale, avec ses techniques de diagnostic avancées, joue un rôle crucial dans l'identification précise des maladies. Les imageries médicales, les analyses sanguines et d'autres examens peuvent rapidement déceler une variété de troubles.
- **Traitement Médicamenteux et Chirurgical** : Pour de nombreuses maladies, en particulier les affections aiguës ou les urgences médicales, les interventions occidentales - médicaments, chirurgies - sont essentielles.
- **Thérapies Traditionnelles Complémentaires** : Des approches comme l'acupuncture, l'ayurvéda, le qi gong ou les plantes médicinales peuvent être utilisées pour compléter le traitement médical occidental. Ces méthodes ont souvent pour objectif d'équilibrer le corps et l'esprit.

- **Gestion de la Douleur** : Alors que la médecine occidentale peut prescrire des analgésiques, des techniques comme la méditation, le yoga ou la chiropractie peuvent offrir des méthodes alternatives ou complémentaires de gestion de la douleur.
- **Prévention et Style de Vie** : De nombreuses traditions médicales mettent l'accent sur la prévention plutôt que sur le traitement. La nutrition, l'exercice, la méditation et d'autres habitudes de vie peuvent être intégrés pour renforcer l'immunité et la résilience du corps.
- **Gestion du Stress** : Des méthodes traditionnelles comme la méditation, la respiration profonde ou le massage peuvent aider à gérer le stress, complétant ainsi les approches occidentales telles que la thérapie ou les médicaments.
- **Éducation et Autonomie des Patients** : Dans de nombreuses traditions, l'éducation du patient est essentielle. En comprenant leur corps et leur esprit, les patients peuvent jouer un rôle actif dans leur guérison.
- **Collaboration Interdisciplinaire** : Un aspect crucial de cette approche intégrée est la collaboration entre les professionnels de la santé occidentaux et traditionnels. Cela assure que le patient reçoit des soins cohérents et complémentaires.
- **Respect des Croyances du Patient** : Certains patients peuvent avoir des croyances culturelles ou religieuses profondément enracinées en ce qui concerne la santé et la maladie. La médecine intégrative respecte et intègre ces croyances dans le plan de traitement.
- **Évaluation continue** : Il est important de continuer à évaluer l'efficacité des traitements, qu'ils soient occidentaux ou traditionnels, et d'ajuster le plan de soins en conséquence.
-

L'intégration de la médecine occidentale et des approches traditionnelles offre une perspective holistique, centrée sur le patient, qui peut potentiellement offrir le meilleur des deux mondes. Cependant, une communication ouverte entre les praticiens et les patients est cruciale pour assurer la sécurité et l'efficacité des traitements combinés.

Bienfaits des thérapies complémentaires comme le yoga, le Tai Chi, etc.

L'utilisation de thérapies complémentaires comme le yoga, le Tai Chi et d'autres méthodes similaires a gagné en popularité à travers le monde, et ce pour de bonnes raisons. Ces pratiques ancestrales ne se contentent pas de cibler le corps, elles visent également l'esprit et l'âme, offrant ainsi une approche holistique du bien-être. Voici un aperçu des bienfaits de ces thérapies :

- **Amélioration de la Flexibilité**: Le yoga, en particulier, est connu pour améliorer la flexibilité du corps. Au fil du temps, en pratiquant régulièrement, les muscles et les articulations deviennent plus souples, ce qui peut aider à prévenir les blessures.
- **Renforcement Musculaire**: Des postures spécifiques dans le yoga et les mouvements du Tai Chi aident à renforcer différents groupes musculaires sans pour autant mettre trop de pression sur les articulations.
- **Amélioration de la Posture**: Les mouvements contrôlés et les postures de ces pratiques aident à développer une meilleure conscience corporelle et, par conséquent, à améliorer la posture.
- **Réduction du Stress et de l'Anxiété**: Ces thérapies complémentaires sont souvent centrées sur la respiration, la méditation et la pleine conscience,

aidant ainsi à apaiser l'esprit et à réduire le stress et l'anxiété.

- **Amélioration de la Santé Cardiovasculaire**: Le Tai Chi, souvent décrit comme la "méditation en mouvement", peut aider à réduire la pression artérielle et à améliorer la santé cardiaque.
- **Amélioration de la Respiration**: Les techniques de respiration profonde utilisées dans le yoga peuvent améliorer la capacité pulmonaire, ce qui est bénéfique pour la santé respiratoire globale.
- **Amélioration de l'Équilibre**: Le Tai Chi, en particulier, est réputé pour améliorer l'équilibre et la coordination, ce qui est particulièrement bénéfique pour les personnes âgées.
- **Réduction de l'Inflammation**: Certaines études suggèrent que le yoga et d'autres pratiques similaires peuvent aider à réduire l'inflammation dans le corps, ce qui est lié à diverses maladies chroniques.
- **Amélioration du Sommeil**: Ces thérapies peuvent aider à réguler les rythmes circadiens, conduisant ainsi à un sommeil amélioré.
- **Stimulation de la Concentration et de la Mémoire**: En cultivant la pleine conscience et la concentration, ces pratiques peuvent améliorer les fonctions cognitives.
- **Renforcement de la Santé Mentale**: Outre la réduction du stress et de l'anxiété, ces thérapies peuvent également favoriser une meilleure estime de soi, un sentiment de bien-être et réduire les symptômes de la dépression.

Il est important de noter que bien que ces thérapies offrent de nombreux bienfaits, elles ne doivent pas remplacer les traitements médicaux conventionnels. Elles sont idéales comme compléments pour améliorer la qualité de vie et le bien-être général. De plus, avant de commencer toute nouvelle forme d'exercice ou de thérapie, il est recommandé de consulter un professionnel de la santé pour s'assurer qu'elle convient à votre situation personnelle.

Nutrition holistique et régimes alimentaires spécifiques.

La nutrition holistique est une approche qui considère la personne dans sa globalité : corps, esprit et émotion. Elle ne se concentre pas uniquement sur ce que nous mangeons, mais aussi sur comment, pourquoi et dans quel état d'esprit nous mangeons. Les régimes alimentaires spécifiques, quant à eux, sont conçus pour répondre à des besoins ou des préoccupations spécifiques liés à la santé. Voici un aperçu de la nutrition holistique et de quelques régimes alimentaires spécifiques :

Nutrition Holistique
La nutrition holistique se base sur les principes suivants :
- **Individualité** : Chaque personne est unique et a donc des besoins nutritionnels spécifiques.
- **Écoute du corps** : Il s'agit d'apprendre à comprendre les signaux de notre corps et à répondre à ses besoins.
- **Équilibre** : Plutôt que de suivre des régimes stricts, il s'agit de rechercher un équilibre dans l'alimentation.
- **Aliments entiers** : Préférer les aliments non transformés et naturels, riches en nutriments essentiels.
- **Conscience émotionnelle** : Reconnaître et gérer le rôle des émotions dans nos choix alimentaires.
- **Approche intégrée** : Prendre en compte tous les aspects de la vie d'une personne, y compris l'exercice, le sommeil, le stress et la santé émotionnelle.

Régimes Alimentaires Spécifiques
Voici quelques régimes populaires, conçus pour répondre à des besoins spécifiques :

- **Régime sans gluten** : Destiné aux personnes atteintes de la maladie cœliaque ou sensibles au gluten. Il exclut le blé, le seigle, l'orge et leurs dérivés.
- **Régime méditerranéen** : Basé sur l'alimentation traditionnelle des pays méditerranéens, il privilégie les fruits, les légumes, les grains entiers, l'huile d'olive et le poisson.
- **Régime paléo** : Inspiré de l'alimentation de nos ancêtres chasseurs-cueilleurs, il privilégie les viandes maigres, les fruits, les légumes et les noix, et exclut les produits laitiers, les céréales et les légumineuses.
- **Régime cétogène** : Un régime faible en glucides qui encourage le corps à brûler les graisses comme principale source d'énergie.
- **Régime végétarien ou végétalien** : Exclut tout ou partie des produits d'origine animale.

Lorsqu'on envisage de suivre un régime alimentaire spécifique, il est essentiel de le faire de manière équilibrée et, si possible, sous la supervision d'un nutritionniste ou d'un professionnel de santé. Certains régimes peuvent ne pas convenir à tout le monde ou peuvent nécessiter des ajustements pour répondre aux besoins individuels. La nutrition holistique, avec son approche globale, peut aider à intégrer ces régimes de manière harmonieuse dans la vie de chacun.

Chapitre 29 :
LES DÉFIS DE LA PRISE EN CHARGE PÉDIATRIQUE DE L'APNÉE

Symptômes et signes chez les enfants.

L'apnée du sommeil chez les enfants, bien que moins courante que chez les adultes, est un problème sérieux qui peut avoir des conséquences sur leur croissance, leur comportement, leur apprentissage et leur bien-être général. Les symptômes et les signes de l'apnée du sommeil chez les enfants peuvent parfois être subtils, ou être confondus avec d'autres affections pédiatriques, ce qui peut rendre le diagnostic difficile.

Voici les principaux symptômes et signes de l'apnée du sommeil chez les enfants :

- **Ronflements forts et constants** : Bien que tous les enfants qui ronflent n'aient pas d'apnée du sommeil, le ronflement est souvent le signe le plus évident.
- **Pauses respiratoires** : Des arrêts respiratoires, souvent suivis d'une reprise avec un halètement ou un étouffement.
- **Respiration par la bouche** : L'enfant peut dormir la bouche ouverte et respirer par la bouche pendant la nuit.
- **Agitation pendant le sommeil** : L'enfant peut se retourner fréquemment, avoir une position de sommeil inhabituelle (comme dormir la tête hyperétendue) ou avoir des draps dérangés au réveil.
- Transpiration excessive pendant la nuit : En raison de l'effort pour respirer.

- **Énurésie nocturne** : Des épisodes de pipi au lit peuvent être associés à l'apnée du sommeil, même chez des enfants auparavant continent.
- **Problèmes de comportement** : Irritabilité, agressivité, problèmes de comportement à l'école, ou symptômes similaires à ceux du TDAH (trouble déficitaire de l'attention avec hyperactivité).
- **Difficulté à se réveiller le matin**, malgré un nombre d'heures de sommeil suffisant.
- **Somnolence diurne** : L'enfant peut avoir du mal à rester éveillé pendant la journée, s'endormir à des moments inopportuns ou être moins alerte et actif que d'habitude.
- **Difficultés scolaires** : Problèmes d'apprentissage, de concentration ou de mémorisation.
- **Croissance ralentie** : Les enfants souffrant d'apnée du sommeil sécrètent parfois moins d'hormone de croissance, ce qui peut retarder leur développement physique.
- **Changements d'humeur** : Comme l'anxiété ou la dépression, qui peuvent être plus courants chez les enfants souffrant d'apnée du sommeil.

Si vous suspectez que votre enfant pourrait souffrir d'apnée du sommeil, il est essentiel de consulter un professionnel de santé. Un pédiatre ou un spécialiste du sommeil pourra évaluer la situation et recommander des examens appropriés, comme une polysomnographie, pour confirmer le diagnostic.

Impacts sur le développement et la croissance.

L'apnée du sommeil chez l'enfant n'est pas simplement une interruption du sommeil. Elle a des répercussions profondes qui peuvent toucher son développement global, tant physique qu'intellectuel et émotionnel. Décortiquons les impacts de ce trouble sur la croissance et le développement des jeunes.

1. Croissance physique :
L'apnée obstructive du sommeil (AOS) chez les enfants peut affecter la sécrétion de l'hormone de croissance, qui se produit majoritairement pendant le sommeil profond. Avec des interruptions fréquentes du sommeil, cette sécrétion peut être compromise, entravant la croissance régulière de l'enfant. De plus, l'effort physique constant pour respirer pendant la nuit peut augmenter les besoins énergétiques de l'enfant, ce qui peut conduire à un déficit pondéral.

2. Développement du cerveau et capacités cognitives :
Les périodes de manque d'oxygène, même brèves, dues aux épisodes d'apnée, peuvent avoir un impact sur le développement cérébral. Cela peut se traduire par des difficultés d'apprentissage, de concentration, et de mémorisation. De nombreux enfants avec une AOS non traitée montrent des signes de troubles du déficit de l'attention ou d'hyperactivité (TDAH).

3. Comportement et humeur :
L'interruption constante du cycle de sommeil peut entraîner des troubles de l'humeur, comme l'irritabilité, l'agressivité ou même des symptômes dépressifs. La fatigue chronique due à un sommeil non réparateur peut aussi se traduire par des comportements d'opposition ou des crises de colère.

4. Santé cardiaque :
À long terme, l'apnée du sommeil non traitée peut entraîner des problèmes cardiaques chez l'enfant. Les épisodes répétés de faible oxygénation du sang peuvent stresser le cœur et augmenter le risque d'hypertension artérielle.

5. Santé métabolique :
Des études ont suggéré un lien entre l'AOS et le risque accru de résistance à l'insuline chez les enfants, même en

l'absence d'obésité. Cela peut poser les bases de problèmes métaboliques futurs, comme le diabète de type 2.

L'apnée du sommeil chez les enfants ne concerne pas seulement le sommeil. Elle englobe un éventail de problématiques qui, si elles ne sont pas traitées, peuvent compromettre leur bien-être et leur potentiel. Heureusement, avec un diagnostic précoce et une prise en charge adaptée, la plupart de ces problèmes peuvent être évités ou atténués.

Conseils pour les parents
et les soignants.

Quand un enfant souffre d'apnée du sommeil, cela peut être source de préoccupations et de défis pour les parents et les soignants. Assurer une prise en charge efficace et offrir à l'enfant un environnement propice à son bien-être devient alors une priorité. Voici des conseils destinés à ces accompagnateurs dévoués :

1. Informez-vous :
Acquérir des connaissances sur l'apnée du sommeil aidera à comprendre ce que votre enfant traverse. Cela permet également de mieux discuter avec les professionnels de santé et de prendre des décisions éclairées.
2. Restez attentif aux symptômes :
Si votre enfant ronfle régulièrement, semble épuisé malgré une nuit de sommeil ou présente des pauses respiratoires pendant son sommeil, il est essentiel de consulter un spécialiste du sommeil.
3. Créez une routine de coucher stable :
Un environnement calme et une routine régulière peuvent aider à faciliter le sommeil de votre enfant. Évitez les

écrans et les activités stimulantes au moins une heure avant le coucher.

4. Maintenez un environnement de sommeil sain :
Assurez-vous que la chambre de votre enfant est fraîche, sombre et calme. Un humidificateur peut aussi aider, surtout si l'air est sec.

5. Impliquez l'école :
Si votre enfant est diagnostiqué avec une apnée du sommeil, informez l'école et les enseignants. Ils peuvent ainsi être attentifs aux signes de somnolence ou à d'éventuelles difficultés de concentration.

6. Adhérez au traitement :
Que ce soit une machine CPAP, une chirurgie ou tout autre traitement, il est crucial de suivre les recommandations du médecin. Soyez patient et encouragez votre enfant à utiliser régulièrement son dispositif si cela est prescrit.

7. Recherchez du soutien :
Rejoignez un groupe de soutien pour les parents d'enfants souffrant d'apnée du sommeil. Partager des expériences et des conseils peut être extrêmement bénéfique.

8. Priorisez la santé globale :
Une alimentation équilibrée, une activité physique régulière et un poids santé peuvent aider à gérer ou même à réduire les symptômes de l'apnée du sommeil chez certains enfants.

9. Restez en communication avec les professionnels de santé :
Assurez un suivi régulier avec le médecin de votre enfant. Cela permet d'ajuster le traitement si nécessaire et de s'assurer que votre enfant bénéficie de la meilleure prise en charge possible.

10. Soyez patient et empathique :
Comprenez que votre enfant peut être frustré ou effrayé par ses symptômes ou son traitement. Offrez-lui du soutien, de l'amour et de la patience. Encouragez-le à parler de ses ressentis et rassurez-le.

En tant que parent ou soignant, être proactif et bien informé est essentiel pour aider votre enfant à gérer son apnée du sommeil. Votre soutien inébranlable sera une pierre angulaire de son bien-être.

Chapitre 30 :
PERSPECTIVES D'AVENIR
DANS LA RECHERCHE
SUR L'APNÉE DU SOMMEIL

Avancées récentes
dans la compréhension et le traitement.

Les avancées récentes dans la compréhension et le traitement de l'apnée du sommeil illustrent la remarquable capacité de la médecine moderne à évoluer et à s'adapter aux besoins des patients. Ces dernières années, la recherche a permis de mettre en lumière la complexité de ce trouble, révélant que l'apnée du sommeil n'est pas simplement une perturbation du sommeil, mais un indicateur de problèmes de santé plus vastes et interconnectés.

Historiquement, l'apnée du sommeil a été considérée comme un symptôme isolé, souvent associé à des ronflements excessifs. Toutefois, la vision contemporaine de la maladie la perçoit comme une affection multifactorielle, influencée par des éléments génétiques, comportementaux et environnementaux. Les études ont ainsi révélé des liens entre l'apnée du sommeil et diverses affections telles que les maladies cardiaques, le diabète et même certains troubles neurologiques.

Côté traitement, si la CPAP (pression positive continue) demeure la méthode standard, de nouvelles approches ont vu le jour pour répondre aux besoins variés des patients. Les appareils d'avancée mandibulaire, qui repositionnent la mâchoire pour faciliter la respiration, sont de plus en plus utilisés. Des interventions chirurgicales innovantes, moins invasives et ciblées, sont également en développement.

Parallèlement à ces avancées thérapeutiques, les technologies de suivi ont fait un bond prodigieux. Des gadgets portables aux applications dédiées, la surveillance du sommeil est devenue plus accessible, permettant aux patients de mieux comprendre leur état et aux médecins d'affiner les traitements.

Mais peut-être que l'une des avancées les plus significatives est l'évolution de la perception sociétale de l'apnée du sommeil. Auparavant stigmatisés, les patients sont désormais plus enclins à chercher de l'aide, encouragés par une meilleure information et une sensibilisation accrue.

La trajectoire des avancées récentes dans la compréhension et le traitement de l'apnée du sommeil souligne l'importance d'une approche globale, qui tient compte de la complexité du corps humain et de l'interdépendance de ses systèmes. C'est un rappel que la médecine est un domaine en constante évolution, où chaque découverte ouvre la porte à de nouvelles questions, de nouveaux défis et de nouvelles opportunités d'améliorer la vie des patients.

Les domaines prometteurs de la recherche.

L'apnée du sommeil, maladie autrefois sous-estimée, suscite aujourd'hui une attention accrue dans le domaine médical. Les chercheurs du monde entier explorent activement des avenues novatrices pour améliorer sa détection, sa compréhension et son traitement. Voici un aperçu de certains des domaines les plus prometteurs de la recherche sur l'apnée du sommeil :

- **Génétique de l'apnée du sommeil** : Des études sont en cours pour identifier les marqueurs génétiques associés à l'apnée du sommeil. En comprenant les prédispositions génétiques, on espère pouvoir prédire le risque chez certains individus et proposer des interventions préventives.
- **Neurobiologie du sommeil** : Pourquoi certains individus cessent-ils de respirer pendant leur sommeil ? En étudiant le cerveau et le système nerveux, les chercheurs cherchent à comprendre les mécanismes neuronaux qui conduisent à l'apnée.
- **Thérapies personnalisées** : Plutôt que d'adopter une approche unique pour tous les patients, il est envisagé des traitements adaptés à la physiologie et à la sévérité de chaque individu, garantissant ainsi une meilleure efficacité et tolérance.
- **Nouveaux dispositifs médicaux** : Des alternatives à la machine CPAP sont à l'étude, notamment des dispositifs implantables qui stimulent les voies respiratoires ou la langue pour éviter leur obstruction.
- **Médicaments et interventions pharmacologiques** : Bien que l'apnée du sommeil ne soit pas principalement traitée avec des médicaments, des recherches sont en cours pour explorer des substances susceptibles de stimuler la respiration ou de traiter les causes sous-jacentes de l'apnée.
- **Technologies de suivi** : Avec l'émergence des objets connectés et de l'intelligence artificielle, de nouveaux outils de surveillance du sommeil sont en développement, permettant une analyse plus fine et une détection précoce des perturbations.
- **Liens avec d'autres maladies** : Comprendre les relations entre l'apnée du sommeil et d'autres affections, comme les maladies cardiaques, le diabète ou les troubles neurologiques, pourrait

conduire à des traitements conjoints et à une meilleure prise en charge globale du patient.

- **Médecine comportementale** : L'impact de la psychologie et des habitudes de vie sur l'apnée du sommeil est un domaine en expansion, offrant des perspectives pour des interventions non invasives centrées sur le comportement et le mode de vie.

Ces domaines prometteurs, parmi d'autres, témoignent de l'importance croissante accordée à l'apnée du sommeil dans le domaine médical. Les avancées à venir pourraient radicalement transformer la façon dont cette affection est perçue, diagnostiquée et traitée.

L'avenir de la technologie et de l'innovation dans la prise en charge de l'apnée.

L'apnée du sommeil, qui touche des millions de personnes à travers le monde, est au cœur d'une véritable révolution technologique et innovante. Cette condition, longtemps sous-estimée et souvent diagnostiquée tardivement, est aujourd'hui mieux comprise, en grande partie grâce aux avancées technologiques. Examinons ensemble les perspectives d'avenir en matière de technologie et d'innovation pour la prise en charge de l'apnée du sommeil.

1. Télémédecine et surveillance à distance :
L'ère numérique offre des opportunités sans précédent pour surveiller et ajuster les traitements à distance. Des dispositifs intelligents peuvent désormais transmettre des données en temps réel aux professionnels de la santé, permettant une surveillance continue et des ajustements précis des paramètres des machines CPAP ou BiPAP.

2. Wearables et objets connectés :

Des bracelets, montres et même des pyjamas connectés peuvent désormais détecter des signes d'apnée du sommeil. Ces gadgets, qui se démocratisent, pourraient révolutionner la détection précoce de l'apnée et permettre une intervention rapide.

3. Intelligence artificielle (IA) :

En analysant les vastes quantités de données générées par les appareils de surveillance du sommeil, l'IA peut aider à identifier des modèles précis, à prédire les risques et à personnaliser les traitements pour chaque patient.

4. Implants et dispositifs innovants :

De nouveaux dispositifs, comme des stimulateurs qui activent certaines voies nerveuses pour maintenir les voies respiratoires ouvertes, sont actuellement à l'étude. Ces solutions pourraient offrir des alternatives moins invasives et plus confortables que les appareils CPAP traditionnels.

5. Thérapies géniques et personnalisées :

À mesure que nous comprenons mieux la génétique de l'apnée du sommeil, des thérapies ciblées basées sur le profil génétique du patient pourraient voir le jour, offrant une approche plus personnalisée et efficace.

6. Matériaux avancés :

De nouveaux matériaux, plus légers, plus flexibles et biocompatibles, pourraient rendre les masques et les appareils plus confortables et adaptés à chaque morphologie.

7. Approches intégratives :

L'intégration de diverses méthodes, allant de la médecine traditionnelle aux approches holistiques, soutenues par des applications ou des plateformes numériques, pourrait offrir une prise en charge plus complète et harmonieuse.

8. Sensibilisation et éducation :

Des plateformes interactives, des applications éducatives et des réalités virtuelles pourraient être utilisées pour éduquer le public et les patients sur l'apnée du sommeil, contribuant ainsi à une détection et une prise en charge plus précoces.

À mesure que la technologie progresse à un rythme effréné, l'avenir s'annonce prometteur pour les personnes atteintes d'apnée du sommeil. L'intersection de la médecine, de la technologie et de l'innovation pourrait bien conduire à des solutions plus efficaces, moins invasives et plus personnalisées pour cette affection courante mais souvent négligée.

Chapitre 31 :
L'APNÉE DU SOMMEIL
DANS LA CULTURE POPULAIRE

Comment les médias et la culture traitent de l'apnée du sommeil.

L'apnée du sommeil, bien que médicalement reconnue comme une condition sérieuse avec des implications potentiellement graves pour la santé, n'a pas toujours été correctement représentée ou pleinement comprise par les médias et la culture populaire. Son traitement par ces canaux a évolué avec le temps, reflétant la croissance de la sensibilisation à ce trouble.

1. Les débuts : moquerie et incompréhension.
Initialement, l'apnée du sommeil était souvent moquée dans les médias. Les ronflements forts, souvent associés à l'apnée, étaient la source de blagues dans les sitcoms et les films. Les personnages qui en souffraient étaient souvent stéréotypés comme étant en surpoids, paresseux ou vieux, renforçant des idées reçues.

2. Les personnalités publiques en parlent :
Au fil des années, certaines célébrités ont partagé leur expérience avec l'apnée du sommeil, contribuant à sensibiliser le public à ce problème. Leur témoignage a aidé à légitimer l'apnée du sommeil comme un enjeu de santé réel.

3. Documentaires et reportages :
Des reportages plus approfondis et des documentaires ont commencé à traiter l'apnée du sommeil sous un jour

sérieux, explorant ses causes, ses symptômes, ses conséquences pour la santé et les traitements disponibles.

4. Sensibilisation à travers des campagnes publicitaires :

À mesure que la prévalence de l'apnée du sommeil est devenue plus largement reconnue, des campagnes de sensibilisation ont vu le jour, souvent soutenues par des fabricants d'équipements médicaux, des associations de patients ou des institutions de santé.

5. La culture populaire modernise son approche :

Les références à l'apnée du sommeil dans les films, séries télévisées et autres médias sont devenues plus nuancées, reconnaissant sa complexité et évitant les stéréotypes simplistes d'autrefois.

6. Internet et les réseaux sociaux :

Les forums de discussion, les groupes de soutien en ligne et les plateformes de médias sociaux ont offert un espace pour les patients et leurs familles pour partager leurs expériences, poser des questions et obtenir du soutien. Ces plateformes ont également contribué à dissiper certains mythes et à fournir des informations factuelles.

7. La littérature :

Des livres, à la fois fictionnels et non-fictionnels, ont commencé à intégrer l'apnée du sommeil dans leurs récits, reflétant sa prévalence dans la société et offrant des perspectives personnelles sur la vie avec ce trouble.

Alors que la sensibilisation à l'apnée du sommeil continue de croître, il est essentiel que les médias et la culture populaire traitent ce sujet avec précision et sensibilité. Une représentation correcte peut aider à combattre la stigmatisation, à encourager ceux qui sont touchés à chercher de l'aide et à informer le grand public sur cette condition importante.

La fiction versus la réalité.

La distinction entre fiction et réalité est un débat qui s'étend bien au-delà de la simple représentation littéraire ou cinématographique. Les frontières entre ces deux mondes sont souvent floues, et leur interaction a des implications profondes sur la façon dont nous percevons et interprétons notre environnement. Approfondissons ce concept en abordant quelques aspects clés de cette dynamique complexe.

1. Le pouvoir de la fiction :
La fiction a le pouvoir de façonner notre réalité. Des romans, films, émissions télévisées, et même des chansons, peuvent influencer notre façon de penser, nos émotions et, parfois, nos actions. Par exemple, après la sortie du film "Les Dents de la mer", beaucoup de gens ont développé une peur irrationnelle des requins, bien que les attaques de requins sur les humains soient extrêmement rares.

2. La fiction comme miroir :
La fiction sert souvent de miroir à la société, reflétant ses préoccupations, ses espoirs et ses peurs. À travers la fiction, les auteurs et les réalisateurs abordent des questions complexes et parfois taboues, offrant aux audiences une opportunité de s'interroger et d'explorer ces sujets dans un espace sûr.

3. L'embellissement de la réalité :
Souvent, la fiction prend des éléments de la réalité et les magnifie pour créer une histoire plus engageante ou dramatique. Cela peut conduire à des représentations

inexactes, mais ces exagérations peuvent également servir à souligner certaines vérités ou à provoquer une réflexion.

4. La réalité inspirée par la fiction :
Il y a des moments où la fiction a inspiré de véritables avancées ou changements dans le monde réel. Par exemple, certains gadgets de science-fiction sont devenus des technologies réelles parce qu'ils ont inspiré des ingénieurs et des inventeurs.

5. Distinguer fiction et réalité :
Alors que beaucoup peuvent facilement distinguer la fiction de la réalité, il y a des moments où les lignes deviennent floues. Les théories du complot, par exemple, peuvent émerger d'interprétations erronées ou déformées de la fiction et être prises pour des faits réels par certains.

6. La nécessité de la fiction :
Malgré sa nature souvent éloignée de la réalité, la fiction est essentielle. Elle offre un échappatoire, stimule l'imagination, et nous permet d'explorer des scénarios et des mondes que nous ne pourrions jamais rencontrer dans la réalité. Elle offre également une plateforme pour remettre en question la norme et envisager de nouvelles possibilités.

Bien que la fiction et la réalité soient distinctes, elles sont inextricablement liées. La fiction tire souvent sa matière de la réalité, tout en la modelant en retour. En tant que consommateurs de fiction, il est essentiel de reconnaître sa valeur tout en restant ancrés dans la réalité, comprenant à la fois ses influences et ses limites.

L'importance de la représentation correcte dans les médias.

La représentation correcte dans les médias est essentielle pour de nombreuses raisons, touchant aussi bien les individus que la société dans son ensemble. Examinons en profondeur pourquoi il est si vital que les médias reflètent précisément et équitablement la diversité et la complexité du monde dans lequel nous vivons.

- Validation et Reconnaissance :
    - Lorsque les gens voient des individus qui leur ressemblent à la télévision, au cinéma ou dans la presse écrite, ils se sentent validés. Cela renforce l'idée qu'ils ont une place dans la société, que leurs expériences sont valides et que leurs voix comptent.
- Démystification et Éducation :
    - Les médias ont le pouvoir d'éduquer. Lorsque les groupes minoritaires ou mal compris sont correctement représentés, cela peut contribuer à défaire des stéréotypes nuisibles et à promouvoir une meilleure compréhension entre différentes communautés.
- Stimulation de la Créativité et de l'Innovation :
    - Des perspectives diversifiées conduisent à des histoires, des idées et des innovations plus riches. Les créateurs issus de divers horizons peuvent introduire de nouveaux concepts et angles qui n'auraient pas été envisagés autrement.
- Lutte contre les Stéréotypes :
    - La représentation correcte permet de briser les clichés et les idées préconçues. À l'inverse, la sous-représentation ou la mauvaise représentation peut renforcer les stéréotypes, alimentant l'ignorance et la discrimination.

- Reflet de la Réalité :
  - Une représentation fidèle garantit que les médias reflètent le monde réel, offrant ainsi une image plus précise de la société. Cela peut également encourager la diversité dans la vie réelle, en montrant que tout le monde, quelle que soit son origine, sa race, son genre ou son orientation sexuelle, a le droit de réussir et d'être reconnu.
- Économie et Marché :
  - Sur un plan plus pragmatique, il existe un marché pour des histoires diversifiées. Ignorer des segments entiers de la population pourrait signifier manquer des opportunités commerciales. Les audiences veulent voir des histoires qui résonnent avec leurs propres expériences.
- Renforcement des Communautés :
  - Voir des représentations positives peut aider les membres d'une communauté à se sentir plus soudés et compris, renforçant ainsi le sentiment d'appartenance.
- Promotion de l'Empathie :
  - Les médias ont le pouvoir d'élargir nos horizons et de nous faire entrer dans les chaussures d'autrui. Une représentation équilibrée peut aider les spectateurs à développer de l'empathie et de la compréhension pour des personnes dont les expériences diffèrent des leurs.

La représentation dans les médias ne consiste pas seulement à cocher des cases. Il s'agit de reconnaître l'importance de chaque individu et de comprendre que chaque personne, quelle que soit son origine, apporte une valeur et une perspective uniques à la table. Dans un monde de plus en plus connecté, il est impératif que les médias reflètent la richesse et la diversité de la société qu'ils servent.

Chapitre 32 :
L'IMPORTANCE DE LA PRISE
EN CHARGE MENTALE

Lien entre l'apnée du sommeil et la santé mentale.

L'apnée du sommeil est principalement associée à des interruptions de la respiration pendant le sommeil, mais ses effets dépassent largement le seul cadre du système respiratoire. En réalité, l'apnée du sommeil peut avoir des répercussions significatives sur la santé mentale d'une personne. Examinons cela de manière fluide et approfondie.

Lorsqu'un individu souffre d'apnée du sommeil, ses nuits sont entrecoupées de nombreux éveils, souvent imperceptibles, à la suite des interruptions de la respiration. Cela perturbe les cycles naturels du sommeil, empêchant la personne d'atteindre et de maintenir les phases de sommeil profond nécessaires à la récupération physique et mentale. Ainsi, au lieu de se réveiller rafraîchi, l'individu se sent fatigué, même après une "longue" nuit de sommeil.

Cette fatigue chronique, associée à un sommeil de mauvaise qualité, peut entraver la capacité d'une personne à gérer le stress, à réguler ses émotions et à traiter les informations. Elle peut également affecter l'humeur, conduisant à des sentiments d'irritabilité, de tristesse, voire à des symptômes dépressifs. De plus, le manque de sommeil aiguise les réactions émotionnelles, rendant les situations normales potentiellement stressantes ou écrasantes.

L'anxiété est un autre trouble fréquemment associé à l'apnée du sommeil. Les personnes atteintes d'apnée peuvent développer une anxiété liée au sommeil, craignant de ne pas pouvoir respirer correctement la nuit ou de ne pas se réveiller du tout. Cette anxiété peut être auto-entretenue, car elle rend l'endormissement encore plus difficile.

Les troubles de la concentration et de la mémoire sont également courants chez les personnes souffrant d'apnée du sommeil. La fatigue cérébrale entraînée par le manque de sommeil réparateur affecte la fonction cognitive, rendant difficile la réalisation de tâches qui nécessitent une attention soutenue ou une pensée complexe. Cette baisse de performance cognitive peut entraîner une baisse de l'estime de soi et augmenter le stress.

Le lien entre l'apnée du sommeil et la santé mentale est également soutenu par des études qui ont montré des améliorations des symptômes psychiatriques après traitement de l'apnée du sommeil, généralement avec une pression positive continue (PPC).

Il est essentiel de reconnaître que l'apnée du sommeil n'est pas seulement un problème de sommeil, mais peut affecter de manière globale le bien-être d'une personne. Si l'on soupçonne une apnée du sommeil, il est crucial de consulter un professionnel pour obtenir un diagnostic approprié et envisager un traitement. De même, si une personne souffre à la fois d'apnée du sommeil et de troubles de l'humeur ou d'anxiété, une prise en charge intégrée est nécessaire pour aborder tous les aspects de sa santé.

Stratégies de gestion du stress et de l'anxiété.

La gestion du stress et de l'anxiété est cruciale pour le bien-être général. Si ces sentiments ne sont pas traités, ils peuvent contribuer à divers problèmes de santé, tant physiques que mentaux. Heureusement, il existe de nombreuses stratégies pour aider à gérer et à réduire ces émotions. Explorons ces approches avec fluidité.

Le stress et l'anxiété sont des réponses naturelles du corps à des situations perçues comme menaçantes ou difficiles. Cependant, dans notre monde moderne, ces réponses peuvent être déclenchées par une multitude de facteurs non directement liés à la survie, allant des pressions au travail aux problèmes relationnels, en passant par une surexposition aux médias. Comprendre que ces sentiments sont une partie normale de la condition humaine est la première étape pour les apprivoiser.

La pratique de la pleine conscience et de la méditation est l'une des méthodes les plus efficaces pour gérer le stress et l'anxiété. Ces techniques invitent à porter une attention bienveillante à l'instant présent, sans jugement. En cultivant cet état d'esprit, on peut observer ses pensées et ses sentiments sans s'y accrocher, ce qui permet de gagner en distance et en perspective. La méditation, même pratiquée quelques minutes par jour, peut entraîner des changements notables dans la réaction au stress.

Le mouvement et l'exercice sont également essentiels. Le simple fait de marcher peut aider à libérer les tensions accumulées et à réduire les hormones du stress, comme le cortisol. Des activités telles que le yoga, le tai chi ou la danse peuvent être particulièrement bénéfiques car elles combinent mouvement et concentration, aidant à ancrer l'esprit.

L'expression personnelle est un autre outil puissant. Écrire dans un journal, dessiner, peindre ou même parler à un ami ou à un thérapeute permet d'extérioriser ses sentiments et d'obtenir une meilleure compréhension de soi.

Une alimentation équilibrée joue un rôle crucial. Certains aliments, comme le sucre ou la caféine, peuvent exacerber les sentiments d'anxiété, tandis que d'autres, comme les aliments riches en oméga-3, peuvent avoir un effet calmant.

Il est également important de se rappeler que le repos est vital. Un sommeil de qualité renforce la résilience émotionnelle et aide à mieux gérer le stress.

Enfin, il est essentiel d'éviter la consommation excessive d'alcool, de nicotine et de caféine, qui peuvent augmenter les sentiments d'anxiété. À la place, se tourner vers des méthodes naturelles, comme la respiration profonde, les étirements, la musique apaisante ou même un bon bain chaud.

Chaque individu est unique, et ce qui fonctionne pour l'un peut ne pas fonctionner pour un autre. Il est donc important d'expérimenter différentes stratégies pour trouver celle qui convient le mieux à sa propre situation. Mais, avec le temps et l'effort, il est tout à fait possible d'apprendre à gérer efficacement le stress et l'anxiété et à vivre une vie plus paisible et équilibrée.

Ressources et soutien pour la santé mentale.

La santé mentale est aussi importante que la santé physique, et heureusement, de nombreuses ressources sont disponibles pour soutenir ceux qui en ont besoin.

Pourtant, la stigmatisation persistante entourant les problèmes de santé mentale peut parfois rendre difficile la recherche d'aide. Voici une vue d'ensemble des ressources disponibles, ainsi que des moyens pour les utiliser au mieux.

Professionnels de la santé mentale :

- **Psychiatres** : Ce sont des médecins spécialisés dans le diagnostic, le traitement et la prévention des troubles mentaux. Ils peuvent prescrire des médicaments.
- **Psychologues** : Ceux-ci fournissent des thérapies par la parole et peuvent effectuer des évaluations psychologiques, mais ils ne prescrivent généralement pas de médicaments.
- **Thérapeutes et conseillers** : Ils peuvent avoir diverses formations (psychothérapie, travail social, conseil en santé mentale) et offrent un soutien émotionnel et des stratégies d'adaptation.

Centres de santé mentale communautaires : Ils proposent souvent des services gratuits ou à prix réduit pour les personnes dans le besoin.

Lignes d'assistance téléphonique et numériques : De nombreuses régions offrent des numéros d'urgence pour ceux qui ont besoin de parler à quelqu'un immédiatement. De plus, des services comme la messagerie texte ou les chats en ligne peuvent être disponibles pour ceux qui ne se sentent pas à l'aise de parler à haute voix.

Groupes de soutien : Ces groupes permettent aux personnes de partager leurs expériences et de trouver du soutien auprès de ceux qui ont vécu des situations similaires. Ils peuvent se concentrer sur des problèmes spécifiques, tels que la dépression, l'anxiété, le trouble bipolaire, etc.

Applications et technologies : Il existe de nombreuses applications qui proposent des exercices de pleine conscience, de méditation, de suivi de l'humeur, etc., pour soutenir la santé mentale au quotidien.

Ressources en ligne : De nombreux sites web offrent des informations, des conseils et des témoignages sur diverses questions de santé mentale. Certains sites éducatifs renommés peuvent également proposer des modules de formation ou des cours en ligne.

Livres et publications : De nombreux livres offrent des insights et des stratégies pour gérer la santé mentale. Les librairies et les bibliothèques locales peuvent avoir des sections dédiées à la santé mentale et au bien-être.

Programmes d'aide aux employés : De nombreuses entreprises offrent des programmes d'assistance pour aider les employés à gérer les problèmes personnels et professionnels.

Lors de la recherche d'une ressource, il est crucial de s'assurer qu'elle est fiable et crédible. Il est également essentiel de se rappeler qu'il n'y a pas de honte à chercher de l'aide. La première étape vers le bien-être est souvent d'admettre qu'on a besoin de soutien, et il y a une multitude de ressources disponibles pour aider chaque personne à trouver le chemin de la guérison et de l'équilibre.

Chapitre 33 :
LES DROITS DES PATIENTS ET LA LÉGISLATION

Connaître ses droits en tant que patient.

Connaître ses droits en tant que patient est essentiel pour garantir un traitement respectueux et approprié. Ces droits varient selon les pays et les juridictions, mais ils partagent souvent des principes communs. Voici une vue d'ensemble des droits généralement reconnus aux patients dans de nombreuses régions du monde :

- **Droit à l'information** : Chaque patient a le droit de recevoir des informations claires et compréhensibles sur son état de santé, les options de traitement disponibles, les risques associés, les coûts, etc.
- **Droit au consentement éclairé** : Avant tout traitement ou intervention, le patient doit donner son accord après avoir été pleinement informé des implications.
- **Droit à la confidentialité** : Les informations médicales et personnelles du patient sont confidentielles et ne doivent être partagées qu'avec son consentement, sauf dans certaines situations spécifiques prévues par la loi.
- **Droit à un traitement respectueux et digne** : Les patients doivent être traités avec respect, dignité et sans discrimination basée sur l'âge, le sexe, la race, la religion, etc.
- **Droit de choisir ou de refuser un traitement** : Après avoir été informé des options, le patient a le droit d'accepter ou de refuser un traitement, y compris de refuser la poursuite d'un traitement.

- **Droit d'accéder à son dossier médical** : Les patients peuvent généralement demander et consulter leur dossier médical.
- **Droit à une seconde opinion** : Si un patient doute du diagnostic ou du traitement recommandé, il a le droit de consulter un autre professionnel pour obtenir une seconde opinion.
- **Droit à un traitement en temps opportun** : Les patients ont le droit de recevoir des soins médicaux dans des délais raisonnables en fonction de leur condition.
- **Droit de déposer une plainte** : Si un patient est insatisfait des soins reçus ou estime que ses droits n'ont pas été respectés, il a le droit de déposer une plainte auprès de l'établissement ou de l'autorité compétente.
- **Droit à la continuité des soins** : Cela signifie que le patient doit avoir accès à des soins continus, même s'il change de fournisseur de soins de santé ou se déplace.
- **Droit à la représentation ou à l'advocacy** : Si le patient est incapable de prendre des décisions, il peut avoir un représentant légal ou un défenseur pour l'aider dans le processus de décision médicale.

Il est crucial pour les patients d'être conscients de ces droits et de les défendre si nécessaire. De plus, en tant que patient, il est aussi bon de connaître ses responsabilités, comme fournir des informations exactes sur sa santé, respecter les rendez-vous médicaux, et collaborer avec le personnel soignant pour garantir des soins optimaux.

Les implications légales du diagnostic et du traitement.

L'apnée du sommeil, bien qu'elle soit principalement une question médicale, a aussi des implications légales en raison des risques qu'elle pose pour la sécurité et la santé publiques. Voici un aperçu de certaines de ces implications :

- **Conduite de véhicules et sécurité routière** : L'apnée du sommeil non traitée peut entraîner une somnolence diurne excessive, augmentant ainsi le risque d'accidents de la route. De nombreux pays exigent que les personnes diagnostiquées avec une apnée sévère du sommeil, et notamment celles exerçant des professions liées à la conduite, comme les chauffeurs de camions ou de bus, soient traitées avant de pouvoir conduire. Il peut être illégal de conduire sans avoir informé les autorités compétentes du diagnostic.

- **Emploi** : Certains emplois, en particulier ceux qui impliquent la sécurité publique (comme les pilotes, les conducteurs de train, ou les opérateurs de machines lourdes), peuvent avoir des restrictions ou des exigences en matière de santé. Les employeurs peuvent demander une évaluation médicale et un traitement avant de permettre à la personne de travailler.

- **Assurance** : Être diagnostiqué avec l'apnée du sommeil peut affecter la prime d'assurance vie ou maladie dans certains pays ou juridictions. Les assureurs peuvent considérer l'apnée du sommeil comme une condition augmentant le risque.

- **Confidentialité médicale** : Tout comme pour d'autres conditions médicales, le diagnostic et le traitement de l'apnée du sommeil sont soumis aux lois sur la confidentialité médicale. Les professionnels de la santé ne peuvent pas divulguer les informations médicales d'un patient sans son consentement, sauf dans certaines circonstances spécifiques définies par la loi.

- **Consentement éclairé** : Avant toute intervention chirurgicale ou tout autre traitement pour l'apnée du sommeil, les médecins doivent obtenir un consentement éclairé du patient. Cela signifie que le patient doit être pleinement informé des risques, des bénéfices, et des alternatives du traitement proposé.
- **Responsabilité professionnelle** : Si un professionnel de la santé néglige de diagnostiquer ou de traiter correctement l'apnée du sommeil, et que cela entraîne un préjudice pour le patient, le professionnel peut être tenu pour responsable sur le plan légal.

Il est essentiel pour les patients et les professionnels de la santé de comprendre ces implications légales. Les lois et réglementations varient d'un pays à l'autre, et il est donc crucial de consulter les réglementations locales et de consulter un conseiller juridique si nécessaire.

L'apnée du sommeil sur le lieu de travail et la législation.

L'apnée du sommeil, en tant que trouble pouvant affecter la capacité d'une personne à rester éveillée et alerte, a des implications évidentes pour la sécurité sur le lieu de travail. En effet, dans certains métiers, une personne souffrant de somnolence peut représenter un danger pour elle-même, ses collègues ou le public. Dès lors, la législation de nombreux pays a évolué pour intégrer des mesures liées à cette condition.

- **Obligation de déclarer** : Dans de nombreux pays, les personnes exerçant des professions où la sécurité est primordiale, telles que les chauffeurs de poids lourds, les conducteurs de trains, les pilotes d'avion, peuvent être légalement tenues de déclarer leur condition à leur employeur ou à un organisme régulateur.

- **Obligation de l'employeur** : Les employeurs ont généralement une obligation légale de veiller à la sécurité de leurs employés. Si un employeur est informé qu'un employé souffre d'apnée du sommeil et qu'il ne prend pas de mesures pour gérer les risques potentiels, il pourrait être tenu responsable en cas d'accident.

- **Aménagements raisonnables** : Dans certains pays, l'apnée du sommeil, lorsqu'elle est considérée comme un handicap, pourrait nécessiter que l'employeur fournisse des aménagements raisonnables pour permettre à la personne concernée de travailler de manière efficace et sécurisée. Cela pourrait inclure des pauses régulières, la possibilité de travailler à domicile ou des horaires de travail flexibles.

- **Discrimination et droits de l'homme** : Il est illégal de discriminer une personne en raison de son état de santé dans de nombreux pays. Ainsi, si un employé est traité de manière défavorable à cause de son apnée du sommeil, il pourrait avoir des recours légaux.

- **Programmes de sensibilisation** : Certains lieux de travail ont mis en place des programmes de sensibilisation à l'apnée du sommeil, en reconnaissant que la somnolence diurne peut affecter la productivité et la sécurité.

- **Assurances et indemnisations** : Dans certains systèmes, si un employé peut prouver que son apnée du sommeil est le résultat direct de son travail (par exemple, un horaire de travail irrégulier ou des conditions de travail stressantes), il pourrait avoir droit à une compensation ou à des avantages.

Les détails spécifiques de la législation varieront selon le pays et la juridiction. Les employeurs et les employés doivent être conscients de leurs droits et obligations respectifs, et, en cas de doute, il est toujours préférable de consulter les lois locales ou de demander un avis juridique.

Chapitre 34 :
RESSOURCES ET RÉSEAUX DE SOUTIEN POUR LES PATIENTS

Importance de la communauté et du soutien par les pairs.

L'apnée du sommeil, comme de nombreux autres troubles médicaux, peut souvent être accompagnée d'un sentiment d'isolement, d'incompréhension et parfois même de honte. Dans ces moments, la force d'une communauté solidaire et le soutien des pairs peuvent être d'une valeur inestimable.

Le sentiment d'appartenance à une communauté peut fournir un sentiment de normalité et de compréhension. Savoir que d'autres personnes traversent ou ont traversé des situations similaires peut offrir un sentiment de validation. L'échange d'expériences peut aider à dédramatiser la condition, réduire l'anxiété et encourager la mise en œuvre de solutions pratiques.

Voici quelques raisons pour lesquelles la communauté et le soutien par les pairs sont essentiels :
- **Échange d'informations** : Les groupes de soutien et les communautés peuvent fournir des informations pratiques sur la manière de gérer la maladie, des astuces pour utiliser les appareils CPAP, ou encore des recommandations sur les médecins et les cliniques.
- **Réduction de la stigmatisation** : Discuter avec d'autres personnes qui comprennent ce que c'est que de vivre avec l'apnée du sommeil peut aider à réduire le sentiment de solitude ou d'étrangeté.

- **Motivation et responsabilisation** : Échanger avec d'autres peut encourager à suivre un traitement, à adopter de meilleures habitudes de vie et à rechercher activement des solutions.
- **Compréhension émotionnelle** : Si les professionnels de la santé peuvent fournir des informations médicales, les pairs peuvent offrir une compréhension et une empathie basées sur des expériences vécues.
- **Stratégies d'adaptation** : Apprendre comment d'autres ont adapté leur vie quotidienne, géré le stress ou communiqué avec leurs proches peut fournir des outils précieux.
- **Soutien lors de moments difficiles** : Dans les moments de découragement ou de frustration, le soutien de la communauté peut être un puissant rappel que l'on n'est pas seul et que l'on peut surmonter les défis.

La communauté et le soutien par les pairs offrent une plateforme pour partager, apprendre et progresser. Ils peuvent jouer un rôle crucial dans le bien-être émotionnel et physique des personnes atteintes d'apnée du sommeil et contribuer à une meilleure qualité de vie.

Associations et groupes de soutien nationaux et locaux.

Il existe de nombreuses associations et groupes de soutien à la fois nationaux et locaux qui se consacrent à aider les personnes souffrant d'apnée du sommeil. Ces organisations offrent une variété de services, allant de l'information et de la sensibilisation à des groupes de soutien en personne et en ligne.

- Associations nationales :
  - **American Sleep Apnea Association (ASAA)** : Basée aux États-Unis, l'ASAA est l'une des principales organisations dédiées à l'amélioration de la vie des personnes atteintes d'apnée du sommeil. Elle propose des ressources, des informations, des forums de discussion et des programmes de sensibilisation.
  - **British Snoring & Sleep Apnoea Association** : Cette association britannique offre des ressources et des conseils pour ceux qui souffrent de ronflement et d'apnée du sommeil.
  - **Apnea Board** : Un forum en ligne qui offre soutien et conseils pour les personnes utilisant un CPAP (Continuous Positive Airway Pressure).
- Associations locales :
  - En fonction de votre localité, il peut exister des associations ou groupes de soutien spécifiques à votre région ou à votre ville. Ces groupes peuvent offrir des réunions en personne, des ateliers, des séances d'information et d'autres événements.
- Hôpitaux et cliniques :
  - De nombreux hôpitaux et cliniques spécialisées dans les troubles du sommeil offrent des groupes de soutien pour les patients. Ces groupes peuvent être animés par des professionnels de la santé et offrir à la fois des informations médicales et un soutien émotionnel.
- Plateformes en ligne :
  - Il existe plusieurs forums, groupes Facebook, et d'autres plateformes en ligne où les personnes souffrant d'apnée du sommeil

peuvent échanger, partager des conseils et offrir du soutien.

Si vous cherchez des groupes de soutien dans votre région, il peut être utile de :
- Consulter le site web des associations nationales qui peuvent avoir une liste de groupes locaux.
- Parler à votre médecin ou spécialiste du sommeil qui peut avoir connaissance de groupes locaux.
- Chercher sur les médias sociaux ou les forums de discussion pour des groupes locaux ou nationaux spécifiques à l'apnée du sommeil.

Quelle que soit la méthode que vous choisissez, il est important de se rappeler que vous n'êtes pas seul dans votre lutte contre l'apnée du sommeil. Trouver une communauté de soutien peut grandement aider à gérer la condition et à améliorer votre qualité de vie.

L'apnée du sommeil, bien qu'universelle, dispose d'associations et de groupes de soutien spécifiques à chaque pays ou région. Dans les pays francophones, diverses organisations se consacrent à la prise en charge et au soutien des personnes souffrant d'apnée du sommeil. Voici une liste non exhaustive :

- France :
  - **Association Française du Syndrome d'Apnées du Sommeil (AFSAS)** : Cette association a pour vocation d'informer et d'aider les personnes atteintes de ce syndrome. Elle propose également une liste de centres de sommeil.
  - **Fédération Française de Cardiologie (FFC)** : Bien que centrée sur les maladies cardiaques, la FFC s'intéresse aussi à l'apnée

du sommeil étant donné le lien entre les deux affections.

- Belgique :
  - **Association Belge du Sommeil (ABS)** : Elle regroupe des professionnels du sommeil et offre des informations sur les différents troubles, y compris l'apnée du sommeil.
  - **Fondation Contre les Affections Respiratoires et pour l'Education à la Santé (FARES)** : Cette organisation fournit des informations sur l'apnée du sommeil, notamment pour la sensibilisation du grand public.
- Suisse :
  - **Ligue pulmonaire Suisse** : Elle propose des conseils et des informations sur diverses maladies pulmonaires, y compris l'apnée du sommeil.
  - **Association Suisse du Sommeil (ASS)** : Elle s'adresse tant aux professionnels qu'au grand public et offre une multitude d'informations pertinentes sur les troubles du sommeil.
- Canada :
  - **Association québécoise de l'apnée du sommeil (AQAS)** : Basée au Québec, cette association vise à informer, sensibiliser, et soutenir les personnes atteintes d'apnée du sommeil.
- Plateformes en ligne et forums francophones :
  - Il existe plusieurs forums et groupes sur des plateformes comme Facebook où des patients et des professionnels échangent sur leurs expériences et conseils liés à l'apnée du sommeil.

Si vous cherchez des groupes de soutien locaux, il serait bénéfique de :

- Visiter les sites web de ces associations pour découvrir leurs initiatives locales.
- Consulter son médecin traitant ou un spécialiste du sommeil.
- Rechercher sur les médias sociaux ou forums pour des groupes dédiés.

L'important est de se rappeler que, que vous soyez patient ou proche de patient, il y a des ressources disponibles pour vous aider à comprendre, gérer, et vivre avec l'apnée du sommeil.

Comment créer et maintenir un réseau de soutien solide.

Créer et maintenir un réseau de soutien solide est essentiel, que ce soit pour gérer une condition médicale comme l'apnée du sommeil, surmonter des défis personnels ou professionnels, ou simplement pour profiter d'une vie bien équilibrée. Voici quelques étapes et conseils pour établir un tel réseau :

- **Reconnaissance de la nécessité** : Avant tout, il est crucial de reconnaître que tout le monde, à un moment ou à un autre, a besoin d'un soutien. Accepter cette idée facilite la démarche de recherche de ce soutien.
- **Commencez par votre cercle proche** : Famille, amis, collègues... ces personnes peuvent constituer la première couche de votre réseau de soutien. Soyez ouvert sur vos besoins et vos défis, et vous pourriez être surpris de voir combien sont prêts à vous soutenir.
- **Rejoignez des groupes de soutien** : Pour des problèmes spécifiques comme l'apnée du sommeil, des groupes de soutien locaux ou en ligne peuvent

être très utiles. Ces groupes peuvent offrir à la fois une compréhension et des ressources utiles.

- **Participez à des activités communautaires**: Cela peut inclure des clubs, des groupes religieux, des associations ou des événements locaux. Ces activités peuvent vous aider à établir des connexions significatives.
- **Consultation professionnelle**: Les thérapeutes, les conseillers ou les coachs peuvent offrir un soutien professionnel et des outils pour gérer les défis.
- **Établissez des limites**: Même dans un réseau de soutien, il est crucial d'établir des limites pour garantir des relations saines et respectueuses.
- **Soyez proactif**: N'attendez pas une crise pour chercher du soutien. Cultivez activement votre réseau, entretenez vos relations et assurez-vous qu'elles soient réciproques.
- **Éducation continue**: Participez à des ateliers, des séminaires ou des conférences pour élargir votre réseau et acquérir de nouvelles compétences ou connaissances.
- **Utilisez les réseaux sociaux avec discernement**: Les plateformes en ligne peuvent être utiles pour trouver des groupes et des individus partageant les mêmes idées, mais assurez-vous d'établir des relations authentiques et évitez les interactions superficielles.
- **Donnez en retour**: Un réseau de soutien est basé sur la réciprocité. Trouvez des moyens d'aider et de soutenir les autres à votre tour.
- **Évaluez et ajustez**: Comme toute relation, celles de votre réseau de soutien peuvent évoluer. Évaluez régulièrement la qualité de ces relations, reconnaissez celles qui sont toxiques ou non bénéfiques et faites les ajustements nécessaires.

Un réseau de soutien solide n'est pas seulement une collection d'individus, mais une communauté de personnes qui se soucient réellement les unes des autres et qui sont là les unes pour les autres à travers les hauts et les bas de la vie.

Chapitre 35 :
POUR ALLER PLUS LOIN

Ressources et lectures recommandées.

L'apnée du sommeil est un sujet médical sérieux qui intéresse de nombreux professionnels et patients. Si vous cherchez des ressources francophones sur le sujet, voici quelques recommandations :

- Livres et ouvrages spécialisés :
    - **"Apnée du sommeil : 100 questions-réponses"** de Jean-Claude Meurice et Michèle Billard. Ce livre aborde de manière simple et claire les questions les plus courantes sur l'apnée du sommeil.
    - **"Dormir sans médicaments... ou presque"** de Patrick Lemoine. Bien que couvrant un éventail plus large de troubles du sommeil, ce livre contient des informations pertinentes sur l'apnée.
- Sites Web spécialisés :
    - **La Fondation Sommeil** : C'est une ressource précieuse pour tout ce qui concerne le sommeil et ses troubles, y compris l'apnée du sommeil.
    - **Resmed** : Une entreprise leader dans les équipements de traitement de l'apnée du sommeil, elle propose des ressources pédagogiques sur le sujet.
- Forums et communautés :
    - **Apnée du Sommeil - Forum Doctissimo** : Une communauté active où les patients peuvent partager leurs expériences, poser des

questions et obtenir des réponses d'autres patients ou professionnels.
- Associations :
  - **Association Française du Syndrome d'Apnées du Sommeil (AFSAS)** : Une association dédiée à la sensibilisation à cette condition, offrant soutien et informations.
- Articles scientifiques et médicaux :
  - Pour ceux qui recherchent des informations plus techniques, le site **PubMed** propose de nombreux articles en français sur l'apnée du sommeil. Bien que la majorité des articles soient en anglais, de nombreux résumés sont disponibles en français.
- Blogs et plateformes vidéo :
  - Des médecins, spécialistes et patients partagent régulièrement leur expertise et leurs expériences sur des blogs ou des plateformes comme YouTube. Une simple recherche "apnée du sommeil" peut vous diriger vers des contenus pertinents.
- Podcasts :
  - Avec la popularité croissante des podcasts, vous pourriez trouver des épisodes spécifiques traitant de l'apnée du sommeil ou des troubles du sommeil en général sur des plateformes comme Apple Podcasts, Spotify ou Deezer.

Lorsque vous recherchez des informations, il est toujours important de vérifier la crédibilité de la source. Si vous êtes patient, discutez toujours avec un professionnel de santé avant de prendre des décisions basées sur ce que vous lisez ou entendez.

Organismes et associations d'aide.

L'apnée du sommeil est un trouble complexe qui affecte de nombreuses personnes à travers le monde. Si vous cherchez des ressources générales et des lectures recommandées sur le sujet, voici quelques suggestions :

- Livres et ouvrages spécialisés :
    - **"The Sleep Solution: Why Your Sleep is Broken and How to Fix It"** par W. Chris Winter, M.D. Bien que ce livre couvre un éventail plus large de troubles du sommeil, il aborde l'apnée du sommeil en profondeur.
    - "The Promise of Sleep: A Pioneer in Sleep Medicine Explores the Vital Connection Between Health, Happiness, and a Good Night's Sleep" par William C. Dement et Christopher Vaughan. C'est un ouvrage classique écrit par l'un des fondateurs de la science du sommeil.
- Sites Web spécialisés :
    - **American Sleep Apnea Association (ASAA)** : Une organisation dédiée à l'amélioration de la vie des personnes atteintes d'apnée du sommeil. Le site offre une mine d'informations, de ressources et de forums pour les patients.
    - **Sleep Education** : Proposé par l'American Academy of Sleep Medicine, il offre des informations et des ressources sur une variété de troubles du sommeil, y compris l'apnée.
- Forums et communautés :
    - **CPAPtalk.com** : C'est un forum populaire où les utilisateurs de CPAP (une forme courante de traitement de l'apnée du sommeil) discutent de leurs expériences, posent des questions et partagent des conseils.

- Associations et organisations professionnelles :
    - **National Sleep Foundation** : Une organisation axée sur la sensibilisation et l'éducation au sujet du sommeil, elle propose des ressources, des recherches et des informations sur l'apnée du sommeil.
- Journaux et publications scientifiques :
    - **"Journal of Sleep Research"** et **"Sleep"** : Ces journaux publient régulièrement des études sur l'apnée du sommeil et d'autres troubles du sommeil.
- Blogs et plateformes vidéo :
    - Des spécialistes, médecins et patients partagent régulièrement leur expertise et leurs expériences sur des blogs ou des plateformes comme YouTube. Une simple recherche sur "apnée du sommeil" peut vous diriger vers des contenus pertinents.
- Podcasts :
    - **"SleepyHead Central"** : Un podcast qui aborde un éventail de sujets liés au sommeil, y compris l'apnée du sommeil.

Lorsque vous recherchez des informations, il est crucial de vérifier la crédibilité de la source. Si vous ou quelqu'un que vous connaissez souffrez d'apnée du sommeil ou d'autres troubles du sommeil, il est toujours conseillé de consulter un professionnel de santé.

Recherches actuelles et avancées futures.

L'apnée du sommeil est un domaine en constante évolution, avec des recherches intensives menées pour mieux comprendre cette affection et pour élaborer des traitements plus efficaces. Voici quelques-unes des recherches actuelles et des avancées futures concernant l'apnée du sommeil :

- Compréhension moléculaire et génétique :
    - Les scientifiques cherchent à mieux comprendre les causes génétiques de l'apnée du sommeil, ce qui pourrait conduire à des interventions plus ciblées.
- Nouveaux dispositifs et technologies :
    - **Stimulation nerveuse** : Les avancées dans la stimulation nerveuse ont mené à l'élaboration de dispositifs qui stimulent le nerf hypoglosse pour maintenir les voies aériennes ouvertes pendant le sommeil.
    - **Améliorations CPAP** : Des machines plus silencieuses, plus légères et plus confortables sont en cours de développement. Certains appareils peuvent maintenant s'ajuster automatiquement en fonction des besoins du patient.
- Médicaments et pharmacothérapie :
    - Actuellement, il n'existe pas de médicaments spécifiquement approuvés pour traiter l'apnée du sommeil, mais certains médicaments sont à l'étude pour aider à stimuler la respiration pendant le sommeil ou à réduire le relâchement des muscles de la gorge.
- Thérapies comportementales :
    - La recherche continue de montrer que certaines interventions, comme la position durant le sommeil, peuvent aider à atténuer les symptômes de l'apnée du sommeil chez certains patients.
- Thérapies personnalisées :
    - En utilisant des données génétiques, les chercheurs espèrent développer des traitements sur mesure qui répondront spécifiquement aux besoins de chaque patient.

- Interventions préventives :
  - Des études se concentrent sur l'identification des signes précoces de l'apnée du sommeil chez les enfants et les adultes, dans le but de développer des interventions préventives.
- Connexions avec d'autres maladies :
  - De plus en plus de recherches sont menées pour comprendre la relation entre l'apnée du sommeil et d'autres conditions, telles que les maladies cardiaques, le diabète et les troubles cognitifs.
- Télémedecine et suivi à distance :
  - Avec les avancées technologiques, le suivi à distance des patients utilisant des appareils CPAP est devenu plus courant, permettant un ajustement en temps réel et une meilleure conformité.

Les avancées futures dans le domaine de l'apnée du sommeil promettent des traitements plus efficaces, moins invasifs et plus personnalisés pour les patients. Comme dans tous les domaines médicaux, il est essentiel de suivre les recommandations d'un professionnel de santé et de rester informé des dernières recherches et des options disponibles.

Conclusion :

Récapitulatif des points clés.

Bien sûr, voici un récapitulatif des points clés abordés dans nos discussions précédentes concernant l'apnée du sommeil :

- Définition et Types :
    - L'apnée du sommeil est un trouble respiratoire caractérisé par des interruptions répétées de la respiration pendant le sommeil.
    - Les types principaux sont l'apnée obstructive du sommeil (AOS) et l'apnée centrale du sommeil.
- Symptômes et Diagnostic :
    - Les symptômes courants incluent les ronflements forts, des pauses respiratoires, une somnolence diurne excessive.
    - Le diagnostic est souvent basé sur une polysomnographie ou une étude du sommeil à domicile.
- Traitements :
    - La machine CPAP est la méthode de traitement la plus courante.
    - D'autres options incluent les appareils d'avancement mandibulaire, les chirurgies, et certains changements de mode de vie.
- Conséquences sur la Santé :
    - Sans traitement, l'apnée du sommeil peut conduire à des complications comme l'hypertension, les maladies cardiaques, le diabète, et les troubles de l'humeur.

- Influences Extérieures :
  - L'alimentation, l'activité physique, la grossesse, et d'autres facteurs peuvent influencer le sommeil et potentiellement aggraver l'apnée.
- Impacts Sociaux et Professionnels :
  - L'apnée du sommeil peut affecter la vie professionnelle, les relations intimes et la qualité de vie en général.
- Recherche et Avancées :
  - La recherche est en cours pour des traitements plus efficaces, des dispositifs améliorés, et une meilleure compréhension génétique de l'apnée du sommeil.
- Ressources et Soutien :
  - Il existe des groupes de soutien, des associations, et de nombreuses ressources en ligne pour aider les personnes atteintes d'apnée du sommeil.
- Sensibilisation et Éducation :
  - La sensibilisation et l'éducation du public sont essentielles pour une meilleure prise en charge et prévention de l'apnée du sommeil.

Ce récapitulatif offre une vue d'ensemble des divers aspects de l'apnée du sommeil que nous avons abordés. Il est important de consulter un professionnel de santé pour toute préoccupation spécifique concernant cette condition.

Message d'espoir et d'encouragement.

À tous ceux qui luttent contre l'apnée du sommeil et d'autres troubles du sommeil, sachez que chaque jour apporte son lot de progrès en matière de compréhension, de traitement et de soutien. Même si les nuits peuvent sembler longues et les journées épuisantes, il est important de se rappeler que vous n'êtes pas seuls dans cette bataille. La science, la médecine et les communautés de soutien avancent main dans la main vers un avenir où le sommeil réparateur sera à la portée de tous.

Chaque pas que vous faites pour comprendre votre condition, pour chercher de l'aide, pour adapter votre mode de vie ou pour suivre un traitement est une victoire en soi. Ce sont ces petits pas qui, cumulés, mènent aux grands changements. Les défis que vous affrontez aujourd'hui vous rendent plus fort et plus résilient pour demain.

L'apnée du sommeil n'est pas seulement un défi pour le corps, mais aussi pour l'esprit. Toutefois, en s'armant de connaissance, en s'entourant de personnes bienveillantes et en faisant confiance aux avancées médicales, une nuit paisible et une vie épanouie sont non seulement possibles, mais à portée de main.

Gardez espoir, persévérez, et sachez que chaque nuit est une nouvelle opportunité de trouver le repos et la guérison. Le voyage vers un meilleur sommeil est en cours, et avec détermination et soutien, une étoile brillante d'espoir illumine l'horizon pour tous.

Invitation à prendre soin de son sommeil et de sa santé.

À vous, qui lisez ces mots, prenez un moment pour vous arrêter et réfléchir à l'importance du sommeil dans votre vie. Le sommeil n'est pas seulement un repos physique; c'est aussi une restauration mentale et émotionnelle. C'est ce qui nous permet de nous ressourcer, de guérir, de rêver et de nous préparer à affronter chaque nouvelle journée avec vigueur et détermination.

Pourtant, dans le tumulte de nos vies trépidantes, nous oublions souvent de prioriser notre sommeil. Nous sacrifions ces heures précieuses pour travailler, pour les loisirs, pour naviguer dans les complexités de la vie moderne. Mais à quel prix ?

Prendre soin de son sommeil, c'est prendre soin de soi. C'est reconnaître que notre bien-être, notre santé mentale, notre énergie et notre capacité à vivre pleinement chaque jour dépendent de la qualité du repos que nous nous accordons.

Si vous vous battez avec des troubles du sommeil, ne les négligez pas. Derrière chaque ronflement, chaque réveil nocturne ou chaque sentiment de fatigue se cache un appel à l'action. Il s'agit de votre corps vous signalant qu'il est temps de prêter attention, d'écouter et d'agir.

Et même si vous ne rencontrez pas de difficultés particulières liées au sommeil, n'oubliez pas de chérir et de protéger ces moments de repos. Ils sont la fondation sur laquelle se construit chaque jour.

Dans ce voyage vers un sommeil sain, n'oubliez pas que vous n'êtes pas seuls. Des ressources, des conseils, des communautés et des experts sont là pour vous soutenir et vous guider. Priorisez votre sommeil, car en prenant soin de vos nuits, vous prenez soin de vos jours.

Alors, ce soir, en vous glissant sous vos couvertures, prenez un moment pour remercier votre corps, pour respirer profondément et pour vous engager à prendre soin de votre sommeil. Car prendre soin de son sommeil, c'est prendre soin de sa vie.

www.ingramcontent.com/pod-product-compliance
Lightning Source LLC
Chambersburg PA
CBHW072147290526
45794CB00004B/1441